临床护理一本通

耳鼻喉科临床护理

主　审　郭　明

主　编　丁淑贞　吴　冰

副主编　吴　伟　王淑琴　王　涛　高　彬

编　者（按姓氏笔画排序）：

丁淑贞　于　冰　马忠华　王　京　王　涛

王庆阳　王丽莹　王淑琴　孙晗潇　吴　伟

吴　冰　张　彤　张晓霞　李世博　陈爱军

郑晓娜　桑　甜　高　彬　焦　洁　翟　艳

中国协和医科大学出版社

图书在版编目（CIP）数据

耳鼻喉科临床护理／丁淑贞，吴冰主编. —北京：中国协和医科大学出版社，2016.1

（临床护理一本通）

ISBN 978-7-5679-0463-7

Ⅰ. ①耳…　Ⅱ. ①丁… ②吴…　Ⅲ. ①耳鼻咽喉病-护理　Ⅳ. ①R76

中国版本图书馆 CIP 数据核字（2015）第 272000 号

临床护理一本通

耳鼻喉科临床护理

主　　编：丁淑贞　吴　冰

责任编辑：吴桂梅

出版发行：中国协和医科大学出版社

（北京东单三条九号　邮编 100730　电话 65260431）

网　　址：www.pumcp.com

经　　销：新华书店总店北京发行所

印　　刷：北京玺诚印务有限公司

开　　本：710×1000　1/16 开

印　　张：17.5

字　　数：220 千字

版　　次：2016 年 7 月第 1 版

印　　次：2017 年 8 月第 2 次印刷

定　　价：38.00 元

ISBN 978-7-5679-0463-7

前　言

护理学是将自然科学与社会科学紧密联系起来的为人类健康服务的综合性应用学科。随着医学科学的迅速发展和医学模式的转变，医学理论和诊疗护理不断进行更新，护理学科领域发生了很大的变化。本书旨在为临床护理人员提供最新的专业理论和专业指导，帮助护理人员熟练掌握基本理论知识和临床护理技能，提高护理质量，是对各专科临床护理实践及技能给予指导的专业参考书。

现代医学科学技术的发展，耳鼻喉科也有了很大的进步，新的诊疗技术和治疗方法不断地得到应用和推广，其护理知识与要求也应随之相应地提高和完善。为了促进广大耳鼻喉科医务人员在临床工作中更好地认识、了解耳鼻喉科的疾病，普及和更新耳鼻喉科的临床及护理知识，从而满足耳鼻喉科专业人员以及广大基层医务工作者的需要，结合临床经验，我们编写了这本《耳鼻喉科临床护理》。

本书基本包括了耳鼻喉科专业的常见疾病和多发疾病，具体讲述相关疾病概述、临床表现、辅助检查、治疗原则、护理评估、护理诊断、护理措施及健康教育等内容，语言简洁，内容丰富，侧重实用性和可操作性，力求详尽准确。

本书适合耳鼻喉科及相关专业广大医生及护理人员使用。

由于时间仓促，编者经验水平有限，不足之处在所难免，恳请读者批评指正。

编　者

2016 年 1 月

目 录

第一章　耳鼻喉科临床护理概述

第一节　耳鼻喉科患者的护理评估及护理诊断

耳、鼻、咽、喉均位于头面部，具有重要的生理功能，如听觉、平衡觉、嗅觉、呼吸、发声和吞咽等功能。耳鼻喉科患者患病时常常表现危急且凶险，如气管异物、喉阻塞、鼻出血等，给患者的生活、工作和学习造成严重的影响。

护士应熟悉耳鼻咽喉患者的症状和体征，了解耳鼻喉科患者的特点，对患者进行整体的、系统的、动态的评估，是开展整体护理的基础。只有全面掌握患者信息，才能解决护理过程中出现的各种问题，使其尽快恢复健康。

【健康史】

了解患者过去健康状况、工作及生活环境、发病经过、诊治过程等，以全面评估疾病的发生和演进情况。如果患者就诊或住院时，有严重的呼吸困难或疼痛等不适，护士应缩短询问病史的时间，只需采集最关键的问题，避免增加患者的不适和痛苦，同时应做好抢救患者的准备。

（1）既往病史

一些全身性疾病可成为耳鼻咽喉疾病的发病原因，如血液系统、心血管系统等疾病可引起鼻出血；多种急性传染病可致感音神经性耳聋等。而某些耳鼻咽喉疾病又可成为全身性疾病之病灶，如扁桃体炎可并发风湿热、心脏病、肾炎等。各器官间及其相邻组织病变均可相互影响，如上颌牙齿根尖炎症可引起上颌窦炎；而鼻炎、鼻窦炎可成为中耳炎、咽喉炎发病的因素。

(2) 环境与职业

长期在有毒粉尘及毒气环境下工作，容易患鼻炎、咽喉炎；长期生活、工作在噪声环境中可引起噪声性聋；职业性用声者如教师、歌唱家、讲解员等，若发音方法不当，缺乏正确的发音训练，可引起职业性嗓音病。

(3) 生活习惯

不良的生活习惯，可引发耳鼻咽喉疾病。如嗜好烟酒者易患咽喉炎；不正确地擤鼻动作可引起鼻窦炎、中耳炎等。

(4) 家族史、过敏史

某些耳鼻咽喉疾病的发生与家族史、过敏史有关系。如变应性鼻炎患者，可有支气管哮喘、荨麻疹等过敏史。

(5) 发病诱因

过度劳累、营养不良及机体抵抗力低下等，可能诱发或加重耳鼻咽喉疾病。

【身体状况】

身体状况的评估主要侧重于耳、鼻、面部、咽、喉、口腔、头颈部位结构和功能的异常表现，包括主观症状和客观体征以及由此引起的饮食、排泄、睡眠、活动等改变。

1. 耳部常见症状和体征

(1) 耳郭形状异常

多见于先天性耳郭畸形、外伤或耳郭疾病如耳郭化脓性软骨膜炎等。患者因形象有异常可能会产生自卑心理。

(2) 耳痛

是指耳内或耳周疼痛，约95%为耳病所致，5%为牵涉性痛。耳痛的性质有钝痛、刺痛、抽痛等。根据发生机制可分为原发性耳痛和继发性耳痛。原发性耳痛多为耳部疾病所致，常见的原因有耳的各部分发生炎症、耳部外伤、耳部肿瘤等。继发性耳痛主要是因为邻近器官的疾病引起的神经反射性痛，如一些牙源性疾病、颞颌关节病变、急性扁桃体炎、茎突综合征等。耳痛会引起患者烦躁不安，无法正常学习和生活。小儿会哭闹不安、摇头、用手扯耳等。

（3）耳漏

指经外耳道流出或在外耳道积聚异常分泌物。黏液性耳漏多见于分泌性中耳炎，脓性耳漏多见于急慢性化脓性中耳炎，水样耳漏多为脑脊液耳漏，常伴有耳及颅脑外伤史或手术史，浆液性耳漏常见于外耳道湿疹。耳道长期流脓且伴有臭味的患者可能不愿与人接触，自尊降低。

（4）耳聋

临床上将不同程度的听力下降称为耳聋，根据病变部位分为传导性聋、感音神经性聋和混合性聋。传导性聋即病变部位发生在外耳和中耳的传音装置，感音神经性聋即病变发生在耳蜗和耳蜗以后的各部位，混合性聋为兼有传导性聋和感音神经性聋。此外，按病变性质可分为器质性耳聋和功能性耳聋，按发病的时间可分为突发性耳聋、进行性耳聋和波动性耳聋。听觉是人们语言正常发展和与人交往的重要基础，失去听觉会导致小儿言语功能发育障碍，社交困难，日常工作和生活严重受影响，患者易产生焦虑、孤独、恐惧、自卑等各种心理问题。

耳聋分级，以单耳听力损失为准，分五级：①轻度耳聋：听低声谈话有困难，语频平均听阈<40dB；②中度耳聋：听一般谈话有困难，语频听阈在41～55dB；③中重度聋：要大声说话才能听清，语频听阈在56～70dB；④重度耳聋：需要耳旁大声说话才能听到，听阈在语频听阈在71～90dB；⑤极度耳聋：耳旁大声呼唤都听不清，听阈>90dB。

（5）耳鸣

耳鸣是听觉功能紊乱所致的常见症状，可分为主观性耳鸣和客观性耳鸣。前者多见，为患者主观感到耳内或颅内有鸣声，而周围环境并无相应的声源。客观性耳鸣较少见，是指患者和他人都能听到耳鸣的声音，主要有血管的搏动声、咽鼓管异常开放的呼吸音或颞下颌关节紊乱发出的声音等。耳鸣的性质常与病变部位、耳聋程度有关。传导性耳聋患者的耳鸣为低音调如机器轰鸣，感音神经性聋的耳鸣多为高音调如蝉鸣。耳鸣的产生机制复杂，影响因素较多，除不同的病因、不同的病理过程可引起耳鸣外，患者精神心理状态对耳鸣的觉察也有较大的影响。耳鸣常会使患者感到烦躁、失眠、头晕、情绪易激动等，而心理障碍又可加重耳鸣，形成恶性循环。临床上还应注意有些耳鸣可能是某种疾病的先兆，如注射链霉素后发生耳鸣，提示可能已发生药物耳毒性反应；高血压患者出现耳鸣，提示血压可能上升；心脏病的先驱症状也可有耳鸣。

（6）眩晕

是一种运动性或位置性错觉，感到自身或外界景物发生运动。广义的眩晕又称头晕，为耳科常见症状。按病变部位和病因可将眩晕分为前庭性眩晕和非前庭性眩晕两大类，前者又可分为前庭中枢性和前庭外周性眩晕两类。其临床表现特点如下：

①前庭外周性眩晕，又称真性眩晕，常突然发病，患者感到自身或四周景物旋转或摇摆，可因头位变动而加重；持续时期较短，常伴耳鸣、听力减退，可出现规律性眼震，伴有恶心、呕吐等自主神经症状，神志清楚，有自行缓解和反复发作倾向。常见疾病有梅尼埃病、迷路炎。

②前庭中枢性眩晕，发病较慢，多为左右摇晃、上下浮动，而非真正旋转性眩晕；可为进行性，持续时间较长，发病与头位变动无关，一般无耳鸣及听力减退，常伴各种不同类型的眼震和其他中枢神经系统病损的表现。常见病变有脑干或小脑肿瘤、脑部血管病变等。

③非前庭性眩晕，表现不一，可为平面漂浮感、倾斜感及直线晃动等。常见疾病有高血压、严重贫血、心脏病、脑外伤后遗症、低血糖、神经症、颈性眩晕和眼性眩晕等。出现眩晕时，患者易发生跌倒，应注意安全防护。

（7）耳部常见的体征

①鼓膜充血，多见于大疱性鼓膜炎、急性化脓性中耳炎早期、急性乳突炎等。

②鼓膜穿孔，常见于鼓膜外伤、急性化脓性中耳炎未及时控制、慢性化脓性中耳炎等。

③鼓室积液，多见于分泌性中耳炎。

2. 鼻部常见症状和体征

（1）鼻塞

鼻塞指鼻通气不畅，呼吸有阻塞感。多因鼻腔炎症致鼻腔内分泌物增多、黏膜充血、增生肥厚，异物、肿瘤等新生物以及鼻部外伤或畸形导致气道阻力增大而引起。常见于鼻及鼻窦疾病，如鼻炎、鼻窦炎、肿瘤、鼻中隔偏曲等。由于引起鼻塞的原因和病变程度不同，可表现为单侧或双侧鼻塞，持续性、间歇性、交替性鼻塞或进行性加重。鼻塞根据其严重程度可分为轻度鼻塞：仅在有意识吸气时感到呼吸不畅。中度鼻塞：感觉通气不畅明显，有时需张口呼吸。重度鼻塞：需完全张口呼吸。长期鼻塞会引起患者许多不适或不良后果，如口唇易干裂、口臭、慢性咽喉炎，小儿颌面发育畸形等，严重者会导致鼾症，影响心肺功能。

（2）鼻溢

鼻溢是指鼻内分泌物过多从前鼻孔或后鼻孔流出。根据分泌物性状不同，鼻溢液可呈水样、黏液性、黏脓性、血性等。水样鼻漏多见于急性鼻炎早期和变应性鼻炎发作期；脑脊液鼻漏多发生于外伤或手术后，可疑者测定其葡萄糖含量及蛋白定量可确诊；黏液性鼻漏见于慢性单纯性鼻炎；黏脓性鼻漏见于急性鼻炎恢复期、慢性鼻炎和鼻窦炎等；脓性鼻漏见于较重的鼻窦炎，有时伴有臭味；血性鼻漏即鼻分泌物中带有血液，见于鼻腔、鼻窦或鼻咽部肿瘤、鼻腔异物等。对鼻溢患者应仔细询问发生时间和诱因、鼻溢量、持续时间，观察鼻溢液的性状及伴随症状等，以便准确评估患者。

（3）鼻出血

是指血液经鼻流出，是临床常见症状之一。鼻出血可以是鼻腔局部疾病引起的症状，如外伤，鼻黏膜的炎症、溃疡，还有一些肿瘤；也可以是全身疾病在鼻部的一个临床表现，如高血压、血液病。

（4）喷嚏

是鼻内三叉神经末梢受到粉尘、异味、冷气等刺激时，通过神经反射，先发生明显的吸气相，然后产生强大的突发气流将刺激物喷出。一般情况下打喷嚏是人体正常的鼻内保护性反射，但如果喷嚏每天次数过多，每次连续3~5个甚至更多，连续4天以上，则可视为异常。多见于变态反应性鼻炎、急性鼻炎、血管运动性鼻炎等。此外，临床上也可见因焦虑、抑郁等精神因素引起的顽固性喷嚏。因此，应注意评估患者喷嚏发作的时间、诱因、频率、程度、有无伴随症状等，以作出正确的判断。

(5) 嗅觉障碍

嗅觉障碍主要表现为嗅觉减退、嗅觉丧失、嗅觉过敏及嗅觉倒错等。临床上最常见的为嗅觉减退或丧失，可因鼻腔或颅内疾病引起。按原因可分为：①呼吸性嗅觉减退或丧失，多见于鼻甲肥大、鼻息肉、鼻内肿瘤等，因进入鼻腔的气流阻力或方向改变，含有气味的气流不能到达嗅区黏膜所致。②感觉性嗅觉减退或丧失，由于病毒对嗅上皮的损害以及嗅神经、嗅觉中枢病变引起。可见于上呼吸道感染、流行性感冒、病毒性或细菌性鼻窦炎、萎缩性鼻炎、嗅神经炎、化学气体损伤、颅底骨折、颅脑疾病、阿尔茨海默病等疾病。③嗅觉官能症，因嗅中枢及嗅球受刺激或变性所致，患者可能会产生嗅觉过敏，嗅觉倒错，幻嗅等，多见于癔症、神经衰弱、精神病等患者。嗅觉障碍会引起患者食欲下降、精神不振等心理症状。

(6) 鼻部常见体征

①鼻黏膜充血、肿胀，鼻甲充血、肿大，见于急慢性鼻炎、鼻窦炎、变态反应性鼻炎。

②鼻黏膜干燥，鼻甲缩小，见于萎缩性鼻炎。

③鼻窦面部投射点红肿和压痛，见于炎症较重的急性鼻窦炎患者。

3. 咽部常见症状和体征

(1) 咽痛

咽痛是咽部疾病最常见的症状之一。咽部急慢性炎症、溃疡或邻近器官的病变均可引起咽痛。轻者可表现为咽部发干、发胀、烧灼感等咽部不适症状，重者表现为咽部的刺痛、跳痛，有时可放射至同侧耳部，常伴有吞咽及语言功能不畅。患者常因咽痛而不愿进食。

(2) 咽部感觉异常

患者自觉咽部有异物感、堵塞、贴附、瘙痒、干燥等异常感觉，常用力“吭”以清除。常见的原因有咽部及其周围组织的器质性病变，如慢性咽炎、咽角化症、扁桃体肥大等，也可为神经症的一种表现，多与恐惧、焦虑等精神因素有关。

(3) 吞咽困难

指吞咽不畅或不能吞咽，包括阻塞性、神经性和精神性三种。阻塞性吞咽困难常见于咽部或食管狭窄，异物或肿瘤、扁桃体肥大等；神经性吞咽困难常由咽肌麻痹引起；精神性吞咽困难可见于癔症、严重焦虑者。

（4）打鼾

打鼾是指睡眠时因软腭、腭垂、舌根等处软组织随呼吸气流颤动而产生节律性声音。常见于各种病变所致上呼吸道狭窄或肥胖、内分泌紊乱等全身性疾病。如伴有睡眠呼吸暂停，则称为阻塞性睡眠呼吸暂停综合征。鼾症患者常有注意力不集中，记忆力减退，工作效率低，鼾声影响他人，影响人际交往。

（5）咽部常见体征

①咽部黏膜充血肿胀，咽后壁淋巴滤泡增生，见于急慢性咽炎、急慢性扁桃体炎、扁桃体周围脓肿、咽后脓肿等。

②腭扁桃体肥大，见于急慢性扁桃体炎、扁桃体生理性肥大、扁桃体肿瘤等。临床上常将腭扁桃体肥大分为3度：一度肥大扁桃体仍限于扁桃体窝内；二度肥大扁桃体超出扁桃体窝，但距中线尚有一定距离；三度肥大扁桃体肥大如核桃，达到或接近中线，甚至两侧扁桃体能相互触碰。

③腺样体肿大，见于急性腺样体炎、腺样体肥大等。

④鼻咽部隆起或新生物，见于鼻咽纤维血管瘤、鼻咽癌等。

4. 喉部常见症状和体征

（1）声音嘶哑

是由于声门闭合不全或声带振动发生障碍引起，是喉部疾病所特有和最常见的症状。声音嘶哑的程度因病变的轻重而异，轻者仅见音调变低、变粗，重者可完全失声。常见原因有炎症、声带小结、息肉，肿瘤、神经麻痹及先天畸形也可引起。

（2）喉痛

为喉部常见的症状。常见原因主要有喉部急慢性炎症、恶性肿瘤、喉结核、外伤等。

（3）吸气性呼吸困难

主要表现为吸气费力，吸气时间延长，吸气时空气不易进入肺内，此时胸腔内负压增加，出现胸骨上窝、锁骨上窝、剑突下以及肋间隙软组织凹陷，临床上称之为“四凹征”。常见于喉部阻塞性病变者，如先天性喉畸形、喉部炎症、喉水肿、喉肿瘤等。

（4）喉喘鸣

是由于喉或气管发生阻塞，患者用力呼吸，气流通过喉或气管狭窄处发出的特殊声音。是喉部特有的症状之一。引起喉喘鸣的常见原因包括先天性喉喘鸣、喉部急性炎症、喉肌痉挛等。

【心理-社会状况】

（1）一般资料及社会资料评估

护士首先应对患者的一般资料及社会资料进行评估，主要包括姓名、性别、民族、年龄、婚姻状况、职业、文化程度、居住环境、经济情况、有无不良生活习惯、特殊嗜好、自我健康管理能力等。

耳鼻喉科疾病的发生及进展多与患者职业、生活习惯、居住环境等因素有关，长期接触环境中的危害因素可引起耳鼻咽喉器官的直接或间接性病变，如高温、烟雾等可引起急慢性咽炎、鼻炎及鼻窦炎；长期吸烟或吸二手烟、粉尘等可引起急慢性喉炎等。护士应明确环境中的危害因素以便对患者进行评估，环境危害因素可分为三类。包括：①物理因素：温度较高较低或骤然变化、噪声、高压、低压等；②化学因素：粉尘、有毒气体等；③生物因素：细菌、病毒、真菌等。耳鼻喉科疾病还常见于长期用嗓人员，如教师、商店营业员、演员等。此外，患者的不良生活习惯，如吸烟、饮酒刺激等与咽喉部疾病的发生有关。

（2）心理状态评估

耳、鼻、咽、喉均为人体的重要器官，其发生病变会严重影响患者的生活质量和社会心理健康，且耳鼻喉科疾病本身及治疗过程会导致患者头面部结构和功能的改变，患者可能产生自我形象紊乱、自卑、抑郁、悲伤、焦虑等严重的心理问题，有些患者甚至会产生自杀倾向。临床护理人员应重视对患者心理社会状况的评估，护士应了解患者恐惧、焦虑、悲观的原因及程度，得知患者的内心需要，通过对患者心理和社会状况的评估，可发现及确定患者目前或可能发生的心理和社会问题。护士应针对患者的心理社会问题并结合其个体特征制定相应的护理方案并合理实施，给予患者适当的心理支持、心理疏导、行为矫正，解决患者提出的问题，使患者能理性地对待目前的心理障碍，帮助患者树立战胜疾病的信心。

(3) 社会支持系统评估

家庭的人员组成、经济、文化、教育背景；对患者所患疾病的认识和给予患者的关怀、支持，以及亲戚、朋友、同事提供的支持等。

【护理诊断】

耳鼻喉科护士通过对耳鼻喉科患者的健康史、身体状况包括各项检查结果的了解以及心理社会状况的全面评估，掌握患者的主观资料和客观资料，然后对这些资料的逻辑分析判断，得出每个患者相应的个性化的护理诊断。耳鼻喉科患者常见的护理诊断如下。

(1) 急性疼痛

与耳鼻咽喉各器官的急慢性炎症、外伤、手术等因素有关。

(2) 感知障碍：嗅觉减退或听力下降

与嗅觉、听力功能异常有关。

(3) 语言沟通障碍

与听力下降不能理解他人、气管切开、喉部病变或喉切除术后发音功能受损有关。

(4) 体温过高

与耳鼻喉科各种炎症有关，如急性化脓性扁桃体炎、急性会厌炎、急性中耳炎、急性鼻窦炎、耳部病变引起的各种颅内外并发症等。

(5) 有窒息的危险

与存在喉部或气管异物、喉部急性炎症、外伤或气管切开后痰液积聚阻塞呼吸道等因素有关。

(6) 有感染的危险

与鼻腔通气障碍、耳鼻咽喉部异物存在、外伤、各种手术后切口易被污染等因素有关。

(7) 清理呼吸道无效

与鼻腔、咽喉、气管的炎症引起分泌物增多且黏稠，不易排出，或气管切开或喉部手术后气道分泌物增多且黏稠，患者咳嗽排痰能力下降有关。

(8) 有受伤的危险

与平衡功能失调、嗅觉障碍或听力障碍所致察觉环境危害能力降低有关。

(9) 体液不足的危险

与鼻出血、手术后出血、摄入液体不足等因素有关。

（10）营养失调：低于机体需要量

与咽喉部炎症引起吞咽疼痛、喉部肿瘤引起进食梗阻等因素有关。

（11）口腔黏膜受损

与喉切除术后不能经口进食、鼻腔填塞后张口呼吸等因素有关。

（12）自理能力缺陷

与手术后或疾病因素引起的疲劳和疼痛有关。

（13）知识缺乏

缺乏疾病的治疗和预防、用药、并发症的控制和监测或自我护理的知识和技能等。

（14）焦虑

与担心疾病的治疗和预后结果，对环境不熟悉，担心疾病会影响自己的家庭、工作和生活，增加经济负担等因素有关。

（15）自我形象紊乱

与鼻部手术、喉部手术后面部结构和功能改变，鼻部、耳部先天畸形，或长期炎症引起分泌物过多，有异味等因素有关。

（16）社交隔离的危险

与听力障碍或喉部手术后语言交流能力受损，面部手术或先天畸形引起的自尊降低等因素有关。

（17）舒适受损

鼻塞、鼻痒、流涕、喷嚏、咽干、咽痒等与相关部位炎症反应或变态反应有关。

只有正确对患者作出护理诊断或明确护理问题，才可能从常规护理措施中选取针对该患者的护理措施，为患者提供个性化的护理。

第二节　耳鼻喉科常用检查及护理配合

护士应从患者近期的各种辅助检查结果报告中了解患者的阳性体征、病变范围、病变的性质和疾病的诊断等。耳鼻喉科患者常用的辅助检查包括听力检查、前庭功能检查、鼻内镜检查、喉镜检查、耳鼻咽喉颅底各部 X 线、CT 等。护士应向患者解释检查的目的和配合要点。

【检查者和患者的位置】

患者坐在专用诊查椅上，光源定位在被检患者耳后上方约 15cm 处。

检查鼻腔、咽部与喉部时，检查者面对患者，距离 25~40cm 为宜。进行耳部检查时，检查者和患者的头位应在同一平面上，检查过程中根据需要调整患者的头位。对于检查不合作的小儿，应尽量避免使患儿受到惊吓，抱患儿坐在大腿上，将患儿双腿夹紧，一手固定患儿的上肢和身体，另一手固定患儿的头部。

【耳部检查及护理配合】

1. 耳郭及耳周检查

患者取侧坐位，受检耳朝向检查者。以视诊和触诊为主。观察耳郭有无畸形（如缺损、副耳郭即副耳、瘘管等），有无局限性隆起、增厚及皮肤有无红肿或皲裂，耳周有无红肿、瘘口、瘢痕、赘生物及皮肤损害等。遇有瘘口，应以探针探查其深度及瘘管走向。如耳郭向前外方推移，应注意耳后有无脓肿，脓肿是否有波动感。进一步检查耳郭有无牵拉痛，耳屏有无压痛，乳突有无压痛，耳周淋巴结是否肿大。耳后局部淋巴结压痛，应检查头皮有无毛囊炎等感染。

2. 外耳道及鼓膜检查

受检者采取侧坐位，受检耳朝向检查者，检查者可通过徒手检查，即将耳郭向外、后、上方牵拉，使耳道变直，并且可借助特殊器械，如窥耳器、电耳镜、耳内镜、鼓气耳镜等检查。通过各个方向的观察，注意外耳道有无闭塞、狭窄、异物、耵聍栓塞及异常分泌物，外耳道皮肤有无红肿、触痛、疖肿、瘘口、新生物及骨段后上壁塌陷等，清除外耳道异物、耵聍及分泌物，观察分泌物的性状及气味，并做细菌培养及药敏试验。观察鼓膜的形态、颜色及活动度，各解剖标志是否存在，注意鼓膜有无充血、肿胀、内陷、增厚、钙化斑及液平，有无穿孔及分泌物，穿孔的部位、形态及大小，透过穿孔的鼓膜观察鼓室内有无肉芽、异物及胆脂瘤等。

3. 咽鼓管功能检查

咽鼓管功能障碍与许多中耳疾病的发生、发展及预后有关。检查咽鼓管主要目的是查明咽鼓管的通气功能。检查方法很多，且因鼓膜是否穿孔而异。鼓膜完整者的常用方法包括吞咽试验、咽鼓管吹张、声导抗仪检查法等。鼓膜穿孔者的常用方法有鼓室滴药法、荧光素试验法、咽鼓管造影、声导抗仪检查、咽鼓管纤维内镜检查法等。下面对一些临床常用方法做一简单介绍。

（1）吞咽试验法

①目的：查明鼓膜无穿孔者咽鼓管的通气功能。

②适应证：鼓膜无穿孔者。

③禁忌证：上呼吸道急性感染，鼻腔或鼻咽部有脓液、溃疡、新生物者忌用。

④检查方法：将听诊管两端的橄榄头分别置于患者和检查者的耳道口，当受试者做吞咽动作时，检查者可听到轻柔的“嘘嘘”声。亦可通过耳镜观察鼓膜随吞咽动作产生的运动。若鼓膜随吞咽动作而向外运动，示功能正常。咽鼓管功能不良者吞咽时从其耳道听不到声音，鼓膜运动差。此法有部分咽鼓管功能正常者可出现阴性结果。

⑤注意事项：向患者正确解释检查的目的和方法。做好心理护理，减轻患者顾虑，积极配合检查。

（2）瓦尔萨尔法

①目的：同吞咽试验，通过此法咽鼓管到达中耳腔的气体多于吞咽试验。

②适应证：同吞咽试验。

③禁忌证：同吞咽试验。

④检查方法：受试者鼻腔滴1%麻黄碱，清除鼻涕。用手指将两侧鼻翼向内压紧，闭口同时用力呼气，如果呼出的气体经鼻咽部两侧咽鼓管咽口冲入鼓室，检查者可从听诊管内听到鼓膜的振动声，或可看到鼓膜向外运动，则示咽鼓管通畅。

⑤注意事项：向患者说明检查的目的并演示正确方法，使其正确配合检查。

（3）波利策法

①目的：同吞咽试验，另外此法也可用于治疗咽鼓管功能不良。

②适应证：咽鼓管功能差的患者或小儿。

③禁忌证：同吞咽试验。

④检查方法：嘱受试者含一口水，检查者将波氏球前端的橄榄头置于受试者一侧前鼻孔，并压紧对侧前鼻孔。让受试者将水咽下。吞咽时，软腭上举、鼻咽腔关闭、咽鼓管开放的瞬间，检查者迅速挤压橡皮球，将气流压入咽鼓管达鼓室，检查者可从听诊管内听见鼓膜振动声，也可观察鼓膜的运动情况。

⑤注意事项：向患者解释检查的目的、方法和过程，使其积极配合

检查。

（4）导管吹张法

①目的：此法最常用。既可用于检查咽鼓管是否通畅，鼓室是否有积液，亦可用于咽鼓管功能不良及分泌性中耳炎的治疗。

②适应证：同吞咽试验。

③禁忌证：上呼吸道急性感染；鼻腔或鼻咽部有脓液、溃疡、肿瘤者；鼻出血。

④检查方法：先嘱受试者清除鼻腔及鼻咽部分泌物，鼻腔以1%麻黄碱和1%丁卡因液收缩、麻醉鼻腔黏膜，检查者先检查受试者鼓膜的情况，如是否内陷、鼓膜厚薄等。将听诊管一端放入患者外耳道，一端放入自己的外耳道，将咽鼓管导管沿鼻底缓缓伸入鼻咽部，并将原向下的导管口向受检侧旋转90°，进入咽鼓管咽口，用橡皮球向导管内吹气。检查者可从听诊管听到不同声音，并以此判断咽鼓管通畅程度和鼓室有无积液。如果检查者听到“呼、呼”声表示咽鼓管通畅，“吱、吱”声表示咽鼓管狭窄，“水疱”声表示鼓室有积液，听不到声音表示咽鼓管完全阻塞。检查或治疗完毕，应再次检查鼓膜情况。

⑤注意事项：检查前向患者说明检查或治疗的目的，方法，告知患者会感觉有气流从耳内吹出，不要紧张；导管插入和退出时，动作一定要轻柔，切忌暴力，患者不配合时不可强行进入，以免损伤鼻腔或咽鼓管咽口黏膜；鼻腔或鼻咽部有脓液或痂皮时，应在吹张前清除；吹气时用力要适当，避免压力过大将鼓膜吹破。

⑥如果患者主诉突然有耳痛，应立即停止吹张，并检查鼓膜。

（5）鼓室滴药法

①目的：检查咽鼓管是否通畅，同时能了解咽鼓管排液和自洁能力。

②适应证：适用于鼓膜有穿孔的患者。

③检查方法：向患者解释说明检查目的和方法，患者取卧位，患耳朝上，向患耳内滴入无菌的有味或有色液体，请患者做吞咽动作，观察尝到药味或咽鼓管咽口显色的时间。

另外，荧光素试验法、咽鼓管造影术等方法和原理与鼓室滴药法相似，在此不作详细介绍。

4. 听功能检查法

临床上分为主观测听法和客观测听法两大类。

（1）主观测听法

又称行为测听，是受检者对刺激声信号进行主观判断，并做出行为反应的检测，包括语音检查法、表试验、音叉试验、纯音听阈及阈上功能测试、Bekesy 自描测听、言语测听等，此法受到受检者主观意识、情绪及配合程度等因素影响。

1）音叉试验：最常用的听力检查法之一，适用于听力有损失的患者，可初步判断耳聋的性质，但不能准确判断耳聋的程度。

①林纳试验（RT）：又称骨气导比较试验，是比较受试耳气导与骨导听觉时间来判断耳聋的性质的一种方法。先测骨导听力，当听不到音叉声时，立即测气导听力，若受试耳仍能听到声音，则气导>骨导（AC>BC），为 RT（+），表明受试耳听力正常或感音神经性聋；若不能听及，应再敲击音叉，同法先测气导听力，再测骨导听力，若又能听及，则骨导>气导（BC>AC），为 RT（-），提示传导性耳聋。若气导与骨导相等（AC=BC），记为 RT（±），提示中度传导性聋或混合聋。

②韦伯试验（WT）：用于比较受检者双耳骨导听力的强弱。将敲击后的音叉（C_{256} 或 C_{521}）柄底部紧压于颅面中线上任何一点（多为前额），请受检者辨别音叉声偏向哪一侧，以“→”示所偏向的侧别，“=”示两侧相等。

③施瓦巴赫试验（ST）：又称骨导比较试验，即比较受检者与正常人的骨导听力。先试正常人骨导听力，当其听不到音叉声时，迅速测试受检者同侧耳骨导听力。然后按反向检测。如受试耳骨导比正常人延长，以“（+）”示之，提示传导性聋；缩短以“（-）”表示，提示感音神经性聋；“（±）”示两者相似，为正常。

④盖莱试验（GT）：用于检查镫骨底板活动情况，将鼓气耳镜口置于外耳道内，用橡皮球向外耳道内交替加、减压力，同时将振动音叉的叉柄底部置于鼓窦区，若受检者在听到音叉声逐渐减弱的同时有忽强忽弱变化，为阳性（+），表明镫骨活动；无强弱变化，为阴性（-），见于耳硬化或听骨链固定。

护理配合：①向受试者解释测试的目的、过程及配合方法；②测试前去除受试者的眼镜、头饰、耳环及助听器等并清洁外耳道，调整耳机以免因外耳道软骨部塌陷造成外耳道阻塞；③测量过程中请受试者尽量坐得舒适，避免说话、吞咽及清鼻等动作，不移动身体，保持安静；④测试结束后，记录、整理检查结果并及时送交医师。耳塞应用肥皂水清洗，并用75%酒精擦拭。

2）纯音听阈测试：纯音听阈测试是借助纯音听力计，测定受试耳对一定范围内不同频率纯音产生听觉的最小声强值，为耳聋的定性、定量和定位诊断提供依据。该法适用于配合良好的耳聋患者，包括气导听阈和骨导听阈测试两种，一般先测气导，后测骨导。测试前要告知受检者检查方法，嘱其听到测试声就立即以规定的动作表示，不论声音强弱。气导测试时佩戴气导耳机，骨导测试时，将骨导耳机置于受试耳鼓窦区，对侧耳戴气导耳机，受试耳之气导耳机置于额颞部，以免堵耳。检查从1000Hz开始，然后按2000Hz、3000Hz、4000Hz、6000Hz、8000Hz、250Hz、500Hz顺序进行，最后再对1000Hz复查一次，一般先选择听力较好之耳测试。将检查结果描绘于纯音听阈图上，其中横坐标示频率（Hz），纵坐标示声强级（dB），各相邻音频的气导听阈符号连线，骨导符号不连线，根据听阈曲线判断耳聋性质及程度。若骨导听阈正常或接近正常，气导听阈提高，且气-骨导差大于10dB，提示传导性聋；若气、骨导听阈呈一致性下降，无气骨导差，常以高频听力损失为重，提示感音神经性聋；若气、骨导曲线均下降，且存在一定气-骨导差，提示混合性聋。护理配合同音叉试验。

（2）客观测听法

不受受检者主观意识的影响，能够比较客观、可靠的反映受检者听力水平，但其结果的判断与检测者的经验、技术水平有关。常用的客观测听法有声导抗测试、听诱发电位以及耳声发射测试等。

1）声导抗测试：通过测试鼓膜及听骨链的弹性，能客观反映中耳传音系统及脑干听觉通路功能的方法，为耳聋的定性、病变及周围性面瘫的定位提供参考。

目前常用的声导抗仪是根据等效容积原理，获得鼓室导抗图。中耳功能正常者呈A型曲线；鼓室积液或中耳严重粘连者，表现为B型曲线；C型曲线常表示咽鼓管功能障碍、鼓室负压。

2）听性诱发电位检测法：也称为电反应测听法（ERA），是检测声波在耳蜗毛细胞转导、传入神经冲动，最后沿听觉通路传到大脑的过程中产生的各种生物电位（听性诱发电位，AEP）的测听法，能较客观的反映听觉通路各部分功能状态。目前应用于临床测听者主要有耳蜗电图（ECochG）、听性脑干诱发电位（ABR）、中潜伏期反应及皮质电位等。其中听性脑干诱发电位是检测声刺激诱发的脑干生物电反应，又称听性脑干反应测听，可用于新生儿和婴幼儿听力筛查、器质性与功能性聋的鉴别、桥小脑角占位性病变的诊断等，尤其对听神经病、多发性硬化症、脑干胶质瘤、脑外伤、脑死亡等中枢神经系统疾病的诊断、定位、治疗及预后等，提供有价值的依据。

听性诱发电位检测需要在隔音电屏蔽室内进行，要求受检者保持安静，利用电子计算机平均叠加技术提取电信号，并绘制出相应图表进行分析。

3）耳声发射检测（OAEs）：声波刺激耳蜗基底膜振动，外毛细胞随之主动收缩，产生由内耳至中耳、外耳道传播的振动波，这种源于耳蜗并可在外耳道记录到的声能，称耳声发射。耳声发射在一定意义上反映耳蜗尤其是外毛细胞的功能状态，适用于婴幼儿的听力筛查，药物中毒性聋等耳蜗性聋的早期定量诊断，以及耳蜗性聋及蜗后性聋的鉴别诊断。常用的检测方法有瞬态诱发性耳声发射（TEOAE）和畸变产物耳声发射（DPOAE）两种。

耳声发射检测之前，向患者解释检查目的及如何操作，取得其配合。检查时，给受试耳一定频率的声刺激信号，诱发产生耳声发射，然后用微音器捕捉记录，最后将不同频率的声反射阈连线绘成耳声发射图。正常情况下，声反射阈大于背景噪声基线 10dB，而小于背景基线视为无反应。

5. 前庭功能检查法

前庭功能检查法是根据前庭系统病变时所产生的一系列症状，或借助一些手段刺激前庭系统，观察其引起的眼震、倾倒、眩晕和自主神经系统反应，进而判断前庭功能情况，并明确病变性质、程度和部位，还可用于颅内病变的诊断。前庭功能检查法包括平衡功能检查和眼动检查。

（1）平衡功能检查

1）目的：评价前庭脊髓反射、本体感觉及小脑平衡协调功能。

2）适应证：前庭脊髓反射系统平衡功能障碍及某些迷路、小脑疾病。

3）操作方法：方法很多，大致可分为静平衡功能检查、动平衡功能检查和肢体试验 3 类。

①闭目直立检查法：属静平衡功能检查。请受试者直立两脚并拢，两手手指互扣于胸前并向两侧拉紧，观察受试者睁眼及闭目时躯干有无倾倒。正常者无倾倒，迷路或小脑病变者出现自发性倾倒。

②闭目行走试验：属动平衡功能检查。即受试者蒙眼，向正前方行走 5 步，继之后退 5 步，如此行走 5 次。观察其步态，并计算起点与终点之间的偏差角，偏差角大于 90°者，示两侧前庭功能有显著差异。

③过指试验法：属肢体试验。检查者与受试者相对端坐，检查者双手置于前下方，伸出双示指，请受试者抬高双手，然后以检查者之两示指为目标，用两手示指同时分别碰触之。测试时睁眼、闭目各做数次。正常人双手均能准确接触目标，迷路及小脑病变时出现过指现象。

④闭眼垂直写字试验：属肢体试验。受试者正坐于桌前，身体各处不得与桌接触，左手抚膝，右手握笔，垂腕，自上而下书写文字或画简单符号一行，睁眼或闭眼各书写一次，两行并列，观察两行文字的偏离程度和偏离方向，偏斜不超过 5°为正常，超过 10°示两侧前庭功能有差异。

此外尚有姿势描记法及指鼻试验、跟膝胫试验、轮替运动等方法。

4）护理配合：①向受试者正确讲解检查的目的、检查方法、教会受试者正确的配合方法；②检查前准备好检查用品；③保持环境整洁，安静；④注意保护患者安全，防治摔跤或意外。

（2）眼动检查

是通过观察眼球运动来检测前庭眼反射径路、视眼反射径路和视前庭联系功能状态。眼球震颤是眼球的一种不随意的节律性运动，简称眼震。常见的有前庭性眼震、中枢性眼震、眼性眼震等。前庭性眼震由交替出现的慢相和快相运动组成。慢相为眼球转向某一方向的缓慢运动，由前庭刺激所引起；快相则为眼球的快速回位运动，为中枢矫正性运动。眼球运动的慢相朝向前庭兴奋性较低的一侧，快相朝向前庭兴奋性较高的一侧，通常将快相所指方向作为眼震方向。眼震检查的目的是为了评价前庭眼反射的功能，确定眼震是由于周围性病变、中枢性病变还是某些眼病引起。检查方法包括：自发性眼震检查法、位置性眼震和变位性眼震检查法、冷热试验、旋转试验以及视动反射检查等。

【鼻部检查】

1. 外鼻检查

观察外鼻的形态、颜色、活动是否正常，有无鼻小柱过宽、鼻翼塌陷、前鼻孔狭窄等。有时需触诊有无压痛点、乒乓球样弹性感、增厚、变硬，鼻骨有无骨折、移位及骨擦音。检查者在检查的同时可询问其病史，听其发音，了解有无“闭塞性鼻音”或“开放性鼻音”，同时还要注意是否嗅到特殊的腥臭味。

2. 鼻腔检查

检查者可用拇指抬起鼻尖观察两侧鼻前庭，注意有无红肿、结痂、鼻毛脱落及新生物。借助前、后鼻镜可进一步观察鼻腔、后鼻孔及鼻咽部情况。

（1）前鼻镜检查

主要是观察鼻前庭及鼻腔，常用工具除前鼻镜外，还有卷棉子、1%麻黄碱生理盐水及其他减充血剂。

检查时，以左手持镜，两页闭合，轻轻插入鼻前庭，缓慢张开镜页，右手扶患者头部，使其前倾、后仰或偏侧，从各个角度观察鼻腔内部。若下鼻甲肿胀，影响观察，可用1%麻黄碱棉片收缩鼻甲黏膜后再检查。若鼻腔有较多分泌物，可嘱受检者擤出或用吸引器吸出。前鼻镜检查的体位有：①第一位置：头稍低，可观察鼻腔底部、下鼻甲、下鼻道及鼻中隔前下部；②第二位置：头后仰30°，检查鼻中隔中段、中鼻甲、中鼻道和嗅裂中后部；③第三位置：头后仰60°，查看鼻中隔上部、中鼻甲前端、鼻丘、嗅裂与中鼻道前部。

检查时注意观察鼻腔黏膜色泽、肿胀、中下甲之形态、各鼻道及嗅裂情况、鼻中隔形状、分泌物性质及其位置，有无新生物、异物、糜烂、溃疡及出血等。双侧鼻腔对比观察。检查动作要轻柔，不可超过鼻阈，否则会引起疼痛及黏膜损伤，检查结束撤出鼻镜时，镜页应保持半开状态，防止夹住鼻毛。

（2）后鼻镜检查

借助后鼻镜（或称间接鼻咽镜）、压舌板，观察后鼻孔、鼻道、鼻中隔后缘、鼻甲及鼻咽等部位情况，又称间接鼻咽镜检查。

受检者端坐，用鼻呼吸。检查者左手用压舌板压下受检者舌背，右手持加温而不烫的后鼻镜绕过腭垂，置于软腭与咽后壁之间，通过调整镜面方向进行检查。注意观察后鼻孔有无闭锁，总鼻道有无异常分泌物，下鼻甲有无肿大，鼻咽黏膜有无充血、粗糙、出血、溃疡、新生物以及两侧鼻咽腔是否对称。

检查时注意压舌板加压力度适中，切不可伸入过深，以免引起恶心影响检查。对于咽部过于敏感者，可先予1%的丁卡因行表面麻醉后再检查。镜面加热经试温后方可检查，防止烫伤受检者。

3. 鼻窦检查

鼻窦位置较隐蔽，病变时在面部相应的投射点有表现，因此，可先观察面颊部、内眦及眉根附近皮肤有无红肿，局部有无硬性或弹性隆起，眼球有无移位或运动障碍，面颊部或眶内上角处有无压痛，额窦前壁有无叩痛等。

前鼻镜和后鼻镜检查可观察鼻道中分泌物的色、质、量、引流方向等，以判断鼻窦炎的位置。上颌窦穿刺冲洗可协助判断病变的性质和程度，具体操作方法详见第二章。鼻内镜检查是目前临床上常用的鼻腔和鼻窦检查法，在鼻部疾病的诊断和治疗过程中有重要作用。

（1）硬管鼻内镜检查法

①目的：完成对鼻腔内各部分的检查，可观察鼻腔深部出血部位及早期肿瘤，确定颅底骨折及脑脊液鼻漏的瘘孔部位，还可以在直视下取活组织检查，行电凝固止血等。

②用物准备：1%丁卡因及麻黄碱、鼻内镜包括0°和侧斜30°、70°、90°、110°及120°多种视角镜、显示、照相和录像装置。

③操作步骤：检查前先用1%丁卡因及麻黄碱麻醉并收缩鼻黏膜，根据检查部位不同选用0°及向前倾斜30°、70°、90°、110°、120°的视角镜，沿鼻底插入，越过鼻中隔后缘，转动镜窗检查鼻咽各壁，然后逐渐

退出检查鼻腔各部位情况。

④注意事项：操作时注意动作轻柔，麻醉彻底，以利于减轻患者痛苦，减少损伤和出血；注意操作的角度，检查鼻咽各壁及鼻腔情况时要全面仔细；如有鼻出血，暂停检查，嘱患者及时吐出。

（2）软管鼻内镜检查

①目的：可观察上颌窦、额窦、筛窦和蝶窦的自然开口及其附近的病变。

②用物准备：冷光源纤维导光鼻内镜、表面麻醉剂如1%丁卡因。

③操作步骤：管径很细，可在表面麻醉下经前鼻孔送入鼻腔，术中可随需要将内镜的末端弯曲，进入各鼻道，如中鼻道、半月裂、钩突、筛漏斗等处。

④注意事项：注意操作时避免粗暴操作，造成损伤、疼痛和出血；如遇鼻腔分泌物阻塞软管，要及时清除分泌物。

4. 鼻功能检查

（1）鼻通气功能检查

用以判定鼻通气程度、气道阻力大小、鼻道狭窄部位等。

①鼻测压计：测定呼吸时气流在鼻腔的阻力，正常值为196~294Pa（2~3cmH_2O）/（L·s）。当鼻腔有阻塞性病变时，鼻阻力升高，而萎缩性鼻炎或空鼻症时，鼻阻力明显减少。

②声反射鼻量计：用于定量判断鼻腔及鼻咽腔容积、最小横截面积，客观评价鼻腔及鼻咽部疾病的病变程度及性质。正常人曲线从前向后呈渐增高趋势。鼻腔段曲线突然显著增高见于鼻中隔穿孔及萎缩性鼻炎，曲线突然显著降低见于鼻炎、鼻息肉等鼻腔增生性疾病患者及鼻阈狭窄者。曲线后段显著增高见于腭裂患者。曲线后段低平见于腺样体肥大、阻塞性睡眠呼吸暂停综合征、鼻咽癌等。

（2）鼻自洁功能检查法

通过检查鼻黏液纤毛传输系统来判定鼻的自洁功能，临床常用糖精实验来检查。取直径0.5mm的糖精颗粒，置于下鼻甲上表面距鼻甲前端0.5cm处，开始计时，并嘱受检者每15秒吞咽一次。当感到咽部有甜味时，停止计时，这个时间即为糖精受黏液纤毛推动的移行时间。糖精放置处至咽后壁的距离除以移行时间所得值即为鼻黏液纤毛传输速度。成人正常值为3.85~13.2mm/s，有鼻腔炎症时该速度减慢。

（3）嗅觉功能检查法

①嗅瓶实验：将含有醋、酒精、香精、煤油、蒜等5种不同气味的溶液分别装于颜色相同的小瓶中，让受检者依次识别各瓶气味。能全部嗅出者为嗅觉正常，只辨出两种以下者为嗅觉减退。

②嗅阈检查：以多数人可嗅到的某种嗅剂最低浓度为一个嗅觉单位，将该嗅剂按1~10嗅觉单位配成10瓶，选出7种嗅剂，共配成70个小瓶。让受检者依次嗅，测出其最低辨别阈，或者描绘嗅谱图。

③嗅觉诱发电位：由气味剂或电脉冲刺激嗅黏膜，然后应用计算机，在头皮特定部位能记录到特异性脑电位，其中由气味剂刺激诱发者亦称嗅性相关电位。可用于诊断嗅觉减退、嗅觉倒错及脑损伤患者的嗅觉水平测定等。

【咽部检查】

（1）一般望诊

观察受检者的面容及表情。嘱受检者端坐位，放松，观察其面部有无表情痛苦、面色苍白、颈项僵直、语音含糊不清、消瘦等。病儿重病面容，头颈僵直，烦躁，拒食或吸奶时吐奶，应警惕咽后脓肿。儿童张口呼吸，上颌骨变长，腭骨高拱，牙列不齐，闭塞性鼻音，疑为腺样体肥大。

（2）口咽检查

包括口唇、口腔内以及咽部的检查。受检者取坐位，检查者首先观察口唇颜色，有无唇裂畸形、疱疹、口角溃烂。然后观察口腔黏膜有无出血、溃疡等。用压舌板轻压患者舌前2/3处，自前向后依次观察双侧腭舌弓、腭咽弓、咽侧壁及咽后壁。注意咽黏膜有无充血、溃疡、假膜、脓痂、干燥、肿胀和隆起。同时检查两侧腭扁桃体，注意其大小形态，隐窝口处有无分泌物，有无异物或新生物。检查时嘱患者发“啊”音，观察软腭运动情况。同时还应注意牙、牙龈及舌有无异常。

（3）鼻咽部检查

鼻咽部检查包括间接鼻咽镜检查、鼻咽部内镜检查、鼻咽触诊和影像学检查等。

①间接鼻咽镜检查：嘱受检者取端坐位，自然张口但不伸舌，用鼻安静呼吸。咽反射敏感者，可经口喷用1%丁卡因行黏膜表面麻醉后再检查。检查者左手持压舌板压下舌前2/3处，右手持加温而不烫的鼻咽镜，镜面朝上，置于软腭与咽后壁之间。注意避免触及舌根及咽后壁，以免引起恶心。借助额镜照明并调整镜面角度，以便观察鼻咽全貌。镜面向上时，可观察软腭的背面、鼻中隔后缘、后鼻孔、各鼻道及鼻甲的后段；将镜面移向左右，观察咽鼓管咽口及圆枕、咽隐窝；镜面移向水平，可观察鼻咽顶部及腺样体。观察黏膜有无充血、溃疡、出血、隆起及新生物等。

②鼻咽内镜检查：有硬管内镜检查和纤维内镜检查两种。硬管内镜，分经鼻及经口两种，经鼻腔内镜较细。纤维内镜操作简便，可弯曲，患者易于接受。在行鼻腔、鼻咽黏膜表面麻醉和收缩后，将内镜经鼻底进入，边看边转动方向，全面仔细观察鼻咽部各部黏膜，可疑病变部位可行活体组织检查。

③鼻咽触诊：主要适用于儿童。助手固定患儿，检查者位于患儿的右后方，左手示指固定患儿颊部，用戴好手套的右手示指经口腔伸入鼻咽，触诊鼻中隔后缘、后鼻孔及鼻咽腔，注意有无腺样体肥大或其他肿物。若发现肿块，应注意其大小、质地、与周围组织的关系。撤出手指时，观察指端有无脓液或血迹。

【喉部检查及护理配合】

（1）喉的外部检查

主要是视诊和触诊，先观察喉部外形大小、位置以及甲状软骨是否居中，是否对称等。然后进行触诊，主要是甲状软骨、环状软骨、环甲间隙，注意局部有无肿胀、触痛、畸形、颈部有无肿大的淋巴结或皮下气肿等。最后用手指捏住甲状软骨两侧左右摆动，并稍加压力使之与颈椎发生摩擦，正常时应有摩擦音，某些病理情况下（如喉癌向后侵犯）摩擦音消失。

（2）间接喉镜

目前为检查喉咽及喉腔最常用、最简便的方法。

1）目的：检查喉咽及喉腔有无病变。

2）用物准备：间接喉镜、额镜、光源、热源、1%丁卡因溶液、拉舌纱布。

3）操作步骤：检查时患者端坐，张口、伸舌，检查者坐在患者对面，将额镜反射光的焦点调节到患者腭垂处，然后用纱布裹住舌前1/3，用左手拇指和中指捏住舌前部，并将其向前下方拉，示指抵住上唇，以固定。右手持间接喉镜，将镜面稍加热，将间接喉镜放入患者口咽部，镜面朝前下方，镜背将腭垂和软腭推向后上方，先检查舌根、会厌谷、会厌舌面、喉咽后壁及侧壁，然后再嘱患者发“咿”声，使会厌抬起，此时可检查会厌喉面、杓区、杓间区，杓会厌皱、室带、声带、声门下等。检查时应注意喉咽及喉腔黏膜色泽、有无充血、增厚、溃疡、增生或结节、新生物或异物等，同时应观察声带及杓状软骨活动情况。

4）注意事项：①检查时嘱患者安静呼吸，自然将舌伸出；②放入时将镜面稍加热，防止检查时起雾，先在检查者手背上试温，确认不烫时，才可将间接喉镜放入患者口咽部；③有的患者咽反射敏感，需要行口咽黏膜表面麻醉后才能完成检查，常用的口咽黏膜表面麻醉药物是1%丁卡因溶液。如经口咽黏膜表面麻醉后仍不能顺利完成间接喉镜检查，则可选用纤维喉镜或电子喉镜检查。

（3）直接喉镜

1）目的：进一步窥清喉部病变。

2）适应证：适用于儿童支气管镜检查时导入支气管镜；在间接喉镜检查不能查清的喉部病变；需要喉部活检者；气管内插管；气管内吸引等。

3）禁忌证：严重的颈椎病变，如脱位、外伤、结核等禁用直接喉镜检查；危重体弱、高血压、心脏病患者应慎用。

4）操作方法：表面麻醉，不能配合者给予全麻。患者取仰卧抬头位，检查者立于患者头前，以纱布保护患者的上唇及上列牙齿，持喉镜沿舌背正中或右侧导入咽部，用力向前举起，看清会厌上缘后，向下深入1cm，将会厌软骨及前面的软组织向上挑起，观察喉腔各部及喉咽后壁、环后隙、声门下腔、气管上段，发“咿”音时观察声带运动情况。

5）护理配合：①告知患者检查的目的、过程，使患者有思想准备；②检查时尽可能放松全身，平静呼吸，配合医生，如觉得有恶心可深呼吸以缓解症状；③检查前禁食、禁水 6 小时。按医嘱给术前用药，减少唾液的分泌；④表面麻醉者术后 2 小时可进温凉软食，全麻者 6 小时进温凉软食，一般半流质 3 天；⑤嘱患者口中分泌物不能咽下，以利于观察分泌物的色、质、量。注意声休，减轻声带充血；⑥告知患者保护嗓音的正确发音方法，不高声或长时间叫喊。

（4）纤维喉镜

纤维喉镜是用导光纤维制成的软性内镜，其外径 3.2~6mm，长度在 300mm 以上，远端可向上下弯曲，患者易耐受。

1）目的：进一步对喉部及喉咽部病变进行检查，还可进行活检、息肉摘除、异物取出等。

2）适应证：间接喉镜检查不满意，可采用此项检查；颈部有畸形、张口困难以及年老体弱；不能耐受直接喉镜检查的患者。

3）操作方法：患者取坐位，口咽及喉咽黏膜表面麻醉后，检查者左手握镜柄，右手持镜干远端，轻轻将纤维喉镜从鼻腔或口腔导入通过鼻咽、口咽到达喉咽，可对喉部及喉咽部进行检查及手术治疗。

4）护理配合：同直接喉镜检查法。

（5）显微喉镜

系用手术显微镜通过支撑式或悬吊式直接喉镜进行更细致、更精确的检查方法，可观察一些细微的病变，如癌前病变、轻度上皮增厚、黏膜下充血以及声带小结、息肉或其他新生物等，也可用于声带小结和小新生物的摘除，视野清，声带损伤小。患者采用全麻。护理配合同直接喉镜检查。

【耳鼻喉科影像学检查】

耳、鼻、咽、喉、颈部、气管及食管的病变在临床上均需影像学检查，以确定诊断以及鉴别诊断，同时了解病变性质和范围，为进一步制定针对性的治疗方案提供依据。影像学检查包括 X 线摄片、CT、MRI、超声波检查等。作为耳鼻喉科护士，应了解每种检查的主要目的和大致过程，以便协助患者更好地配合完成检查。同时还应关注检查结果的报告，及时准确了解患者病变的性质和范围，预测患者可能的护理诊断，及时采取个性化的护理措施。

第三节 耳鼻喉科手术患者常规护理

耳鼻喉科手术种类多、治疗范围广，且急、危、重症较多。护士除了要了解患者的基本情况对其进行评估外，还要有针对不同类型手术做好术前、术中、术后的护理，以确保手术的顺利进行及术后的早日康复。

【耳科手术患者护理常规】

耳科手术主要包括耳前瘘管摘除术、乳突根治术、鼓膜修补术、鼓室成形术、人工镫骨植入术、电子耳蜗植入术、颞骨切除术、面神经手术、侧颅底手术等，常规护理如下。

1. 术前护理常规

（1）心理护理

了解患者的心理状态，有针对性地向患者介绍手术的目的和意义，说明术中可能出现的情况、如何配合、术后的注意事项，使患者有充分的思想准备。

（2）耳部准备

①对于慢性化脓性中耳炎耳内有脓的患者，入院后根据医嘱予3%双氧水溶液清洗外耳道脓液，并滴入抗生素滴耳液，每天3~4次，初步清洁耳道。

②术前剃除患侧耳郭周围头发，一般为距发际5~6cm，如果患者行侧颅底或前颅底手术，则备皮范围更大，如果患者行耳前瘘管切除术，则备皮范围可适当减小。清洁耳郭及周围皮肤，将女患者头发梳理整齐，术侧头发结成贴发三股辫，如为短发，可用凡士林将其粘于旁边，或用皮筋扎起，以免污染术野。需植皮取脂肪者，应根据医嘱备皮，备皮部位多为腹部或大腿。

（3）一般准备

①术前检查各项检验报告是否齐全，检验结果是否正常，包括血尿常规、出凝血试验、肝肾功能、X 线胸片、心电图等，了解患者是否有糖尿病、高血压、心脏病或其他全身疾病，有无手术禁忌证，及时与主管医生沟通，以保证手术安全。

②各项必要的辅助检查要齐全，包括听功能、前庭功能、颞骨 CT 或 MRI、面神经功能检查等。

③根据患者的病情需要完成药物皮肤敏感试验。

④预计术中可能输血者，应做好定血型和交叉配血试验。

⑤术前一天沐浴、剪指（趾）甲，做好个人卫生工作。

⑥术前晚可根据医嘱服镇静剂，以便安静休息。

⑦术晨更衣，局部麻醉者不穿高领内衣，全身麻醉者病服贴身穿。取下所有贵重物品和首饰交与家属保管。活动性义齿要取下。不涂口红和指（趾）甲油。不戴角膜接触镜。

⑧按医嘱予术前用药，并做好宣传教育工作。

⑨局麻患者术晨可进少量干食。全麻者术前至少禁食 6 小时。

⑩术前有上呼吸道感染者，女患者月经来潮，暂缓 Dysphagia 手术。

⑪术前禁烟酒及刺激性食物。

2. 术后护理常规

（1）全麻患者按全麻术后护理常规护理至患者清醒。

（2）全麻清醒后，可选择平卧或健侧卧位或半卧位，如无发热、头痛、眩晕等症状，第 2 天可起床轻微活动。人工镫骨手术需头部制动 48~72 小时。

（3）观察敷料的渗透情况及是否松脱，如渗血较多，及时通知医生，可更换外面敷料重新加压包扎。

（4）饮食护理如术后无恶心、呕吐，全麻清醒 3 小时后可进流质或半流质饮食，3~5 天视病情逐步改为普食，以高蛋白、高热量、高维生素，清淡为宜。

（5）注意观察有无面瘫、恶心呕吐、眩晕、平衡失调等并发症，脑部手术注意患者有无高热、嗜睡、神志不清、瞳孔异常变化、脑脊液耳漏等并发症发生。

（6）嘱患者防止感冒，教会其正确擤鼻方法，即单侧轻轻擤，勿用力擤，以免影响移植片，并利于中耳乳突腔愈合，按需要应用呋麻滴鼻液，保持咽鼓管通畅。

（7）根据医嘱使用抗生素，预防感染，促进伤口愈合。

（8）耳部手术患者因听力都有不同程度的损害，所以护士要注意与患者沟通的方式，如大声说话、语速减慢，必要时用图片、写字或用简单的手语。避免患者烦躁不安，情绪不稳。

（9）术后6~7天拆线，2周内逐渐抽出耳内纱条，拆线后外耳道内应放置挤干的酒精棉球，保持耳内清洁并吸收耳内渗出液。嘱患者洗头洗澡时污水勿进入外耳道。

（10）嘱患者出院后定期随访，按医嘱用药，正确清洁外耳道。

（11）根据患者病情需要教会患者或家属相关的自我保健知识和技能。

【鼻科手术患者护理常规】

鼻科手术包括鼻内镜手术、鼻中隔矫正术、上颌窦根治术、额窦根治术、鼻侧切开术、上颌骨截除术等。护理常规如下。

1. 术前护理常规

（1）心理护理

了解患者的心理状态、文化水平，有针对性地向患者介绍手术的目的和意义，告知手术方式和术中可能出现的情况及配合要点、注意事项等。

（2）鼻部准备

①备皮：佩戴额镜检查鼻前庭及鼻腔情况，清洁鼻腔，剪去患侧鼻毛。右手持涂有金霉素油膏剪刀，左手持纱布固定鼻部。剪刀弯头朝向鼻腔，剪刀贴住鼻毛根部，将鼻前庭四周鼻毛剪下。男患者还需理发，剃净胡须。如果息肉或肿块过大，已长至鼻前庭，则不宜再剪鼻毛。

②检查患者有无上呼吸道感染、鼻黏膜肿胀等炎症，可遵医嘱应用抗生素，待炎症消失后再手术。

（3）一般准备

完善术前准备，各项检验报告是否正常，包括血尿常规、出凝血试验、肝肾功能、感染标志物检测、X 线胸片、心电图、鼻窦 CT 等。针对病变程度和范围有计划地备血。

2. 术后护理常规

（1）全麻患者按全麻术后护理常规护理至患者清醒。

（2）体位护理：全麻清醒后，改为半卧位，利于鼻腔分泌物、渗出物引流，同时减轻头部充血。

（3）病情观察：注意观察患者全身情况和手术部位情况，如鼻腔渗血，术后 24 小时内可用冰袋冷敷鼻部。嘱患者如后鼻孔有血液流下，吐出勿咽下，以便观察出血量，并防止血液进入胃内，刺激胃黏膜引起恶心呕吐。如出血较多，及时通知医师处理，必要时按医嘱使用止血药，床旁备好鼻止血包和插灯。

（4）饮食护理：全麻清醒 3 小时后可进温、凉的流质或半流质饮食，可少量多餐，保证营养，避免辛辣刺激性食物。视病情逐渐改为普食，以富含蛋白质、维生素，营养清淡为宜。

（5）口腔护理：因鼻腔不能通气，患者需张口呼吸，口唇易干裂，每天用生理盐水或漱口液漱口，保持口腔清洁无异味，防止口腔感染，促进食欲。不易测口温。

（6）按医嘱及时使用抗生素，预防感染，注意观察药物疗效和不良反应。

（7）嘱患者不要用力咳嗽或打喷嚏，以免鼻腔内纱条松动或脱出而引起出血；同时教会患者抑制喷嚏的方法，用手指按人中，做深呼吸或用舌尖抵住硬腭以制止喷嚏。

（8）鼻腔填塞纱条者，第 2 天开始滴液状石蜡或复方薄荷油以润滑纱条，便于抽取。如用膨胀海绵填塞，则无需使用滴鼻剂。纱条一般于 24～48 小时后抽取，抽尽后可根据医嘱用呋麻滴鼻剂，防止出血并利于通气。纱条抽取后第 2 天，如无出血，可进行鼻腔冲洗。

（9）注意保护鼻部勿受外力碰撞，尤其是鼻部整形手术患者，防止出血和影响鼻部手术效果。

（10）术后鼻腔填塞，影响通气和进食，患者舒适受损、身体虚弱，加之因紧张、恐惧疼痛，可在抽取纱条时出现晕厥，护士应给予患者心理支持，嘱患者适当进食，并守护在患者身边。

（11）保持室内温湿度适宜。注意保暖，防止感冒。

【咽科手术患者护理常规】

咽科手术包括腺样体刮除术、鼻咽纤维血管瘤摘除术、扁桃体切除术、各种治疗鼾症的手术等。常规护理如下。

1. 术前护理常规

（1）心理护理

向患者介绍手术的目的和意义，说明术中可能出现的情况，如何配合，术后的注意事项，使患者有充分的思想准备。

（2）局部准备

①术前做好口腔护理：可用1∶5000的呋喃西林漱口液漱口，防止口腔感染，影响术后伤口愈合。

②术前禁食6小时。

③咽喉部或口腔有炎症者，应先控制炎症，再行手术。

（3）一般准备

局部检查包括咽部CT、MRI、X线片等。

2. 术后护理常规

（1）全麻患者按全麻常规监测生命体征至清醒。

（2）咽部手术患者清醒前采用侧俯卧位，以利口中分泌物流出，防止渗血咽下，清醒后予半卧位。

（3）观察切口渗血情况，嘱患者口中分泌物吐出，以便观察。

（4）观察呼吸情况，有无剧烈咳嗽或呼吸困难。嘱患者及时将咽喉部分泌物排出，必要时应予经鼻或经口吸出，保持呼吸道通畅。

（5）局麻或表面麻醉手术患者，术后2小时可进冷流食或半流食，防止食物温度过高引起局部充血。全麻患者清醒后3小时开始进冷流食。

（6）疼痛护理：评估患者术后疼痛程度，讲解疼痛原因和持续时间，采用非药物缓解疼痛方法。

（7）做好口腔护理，根据医嘱使用抗生素，预防感染。

（8）禁烟酒，避免辛辣刺激性食物。嘱患者加强体育锻炼，提高机体免疫力。

【喉科手术患者护理常规】

喉科手术包括各种喉镜检查术、食管镜和支气管镜检查及异物取出术、声带手术、气管切开术、部分或全喉切除术、颈部淋巴结清扫和探查术等。护理常规如下。

1. 术前护理常规

（1）心理护理

了解患者的心理状态、文化水平，有针对性地向患者介绍手术的目的和意义，告知手术方式和术中可能出现的情况及配合要点、注意事项等。告知患者术后暂时失声后沟通交流的方法，可教会患者一些简单的手语，以便术后表达自己的意愿，使患者在充分理解和愿意接受手术的心理状态下进行手术。

（2）局部准备

①术前备皮：喉切除备皮范围为上起下唇水平、下至第3肋骨、左右至肩部皮肤，行颈淋巴结清扫术患者根据手术范围备皮。

②口腔护理：术前保持口腔清洁，对龋齿做相应处理。

③咽喉部、口腔或鼻腔有炎症者：应先控制感染，再行手术。

④预防性抗生素使用：遵医嘱术前给予抗生素治疗，防止发生咽瘘。

⑤喉科手术患者：术前应戒烟酒。

⑥全身支持治疗：鉴于晚期喉癌患者全身营养状况一般较差，故术前应加强营养，补充高蛋白及高热量饮食。必要时给予静脉营养支持疗法。

⑦行喉切除术患者：术前6小时禁食禁饮；术晨留置胃管、导尿管。

（3）一般准备

各项检验报告是否正常，包括血尿常规、出凝血试验、肝肾功能、感染标志物检测、X 线胸片、心电图等，专科各项检查要齐全，包括纤维喉镜检查、喉部 CT、MRI 等。

2. 术后护理常规

（1）全麻患者

按全麻术后护理常规护理至患者清醒。

（2）心理护理

要评估喉切除患者的心理状态，文化层次需求，守护在患者身边及时满足患者需要。解决语言交流障碍，加强与患者的非语言交流和沟通，缓解患者的焦虑不安，使其情绪稳定。

（3）体位护理

喉部手术患者清醒后予以平卧位或半卧位，第二天鼓励患者下床活动。

（4）病情观察

注意观察患者全身情况和手术部位情况；观察有无感染、出血、喉头水肿、呼吸困难等并发症发生；注意口中分泌物性质、颜色等；观察切口敷料渗透情况；观察引流管内引流液的性状；气管切开患者要观察痰液的量和颜色；监测生命体征。

（5）饮食护理

喉部疾病往往影响患者吞咽功能，造成摄入营养不足，全麻患者清醒后 3 小时应鼓励患者进温凉流质或半流质饮食，必要时根据医嘱静脉补液。喉切除术后第二天开始鼻饲混合奶，逐渐调整鼻饲饮食，以满足患者均衡和充足的营养，促进患者康复。

（6）预防误吸

喉癌患者，特别是声门上型喉癌和合并喉返神经麻痹者，喉功能失调，很容易发生误吸；进食时尽可能取坐位或半卧位，以软食为宜。

（7）口腔护理

术后保持口腔清洁，可用漱口液漱口，防止伤口感染。

（8）气管切开护理

对于气管切开或喉切除的患者，做好气管切开术后护理，保持气道通畅。

（9）导管的护理

做好各种管路包括负压引流管、鼻饲管、尿管等的护理。各种导管标识清楚，固定牢靠，保持通畅，处于功能位，避免扭曲受压。

（10）健康教育

主动和患者进行沟通，做好健康指导，预防并发症的发生。各种喉镜术后嘱患者少讲话，注意声带休息。禁烟酒，避免辛辣刺激性食物。

第四节　耳鼻喉科护理管理

作为一名耳鼻喉科护士，要求具备健康的心理和身体素质，有高度的社会责任感，敏锐的观察能力和分析能力，准确的判断能力和抢救配合能力，娴熟的专科操作技能以及心理沟通能力，主动承担起门诊、隔音室和内镜室以及病房的护理管理工作。

【耳鼻喉科门诊护理管理】

（1）耳鼻喉科诊室管理

①开诊前检查并添补诊疗桌上的各种常用检查器械、药品和敷料，备好各种办公用品，并按固定位置放好。准备好洗手液、放置污染器械的消毒液和污敷料桶。

②安排好患者的就诊次序，保证患者隐私权不受侵犯。对老弱、幼小患者安排优先就诊。

③对急重症患者如外伤、鼻出血、呼吸困难、耳源性并发症等应安排提前就诊或急诊，并密切配合医生做好抢救工作。

④对婴幼儿患者，检查时协助医生固定头部。

⑤做好抢救药品和器械的管理，保证处于备用状态，安全使用。

⑥酒精灯内酒精按时添加，注意安全，防止烫伤患者或工作人员。

⑦做好卫生管理，保持诊室清洁卫生。

（2）耳鼻喉科治疗室的管理

①做好治疗前的各种准备工作，包括各种无菌器械、敷料、药品等，各种治疗用品放置有序。

②各种消毒液配制符合规定，定点放置，标记清晰。

③督促护士做好治疗过程中严格的消毒隔离工作，防止交叉感染。

④督促护士治疗操作严格按照规范流程进行，治疗前后做好患者的核对、解释和健康教育工作，发现疑问及时与医生联系。

⑤损伤性的检查应事先检查有无谈话签字单，治疗结果记录于病历卡并签名。

⑥治疗室内应配备抢救车、氧气、吸引器等急救物品，还要备一治疗床，以备治疗过程中患者发生意外时抢救之用。

【隔音室护理管理】

（1）隔音室要有专职的技术人员和护士共同管理，保持室内整洁，空气清新，干燥防潮。

（2）隔音室室内环境噪声的声压级应符合国家 GB7583-87 的要求。

（3）检查所需器具和用品要放置有序，如音叉、纯音听力计、声导抗仪和监测记录单等。耳塞要一用一消毒。

（4）根据年龄的不同选择适合的测试方法，告知受试者测试的目的、过程及配合方法。必要时可遵医嘱给予婴幼儿适当的镇静药。

（5）测试前应清洁外耳道，调整耳机位置，保持外耳道通畅，并请受试者除去眼镜、头饰、耳饰及助听器等，并交给家属妥善保管。

（6）嘱受试者在测试时要尽量保持安静，避免身体移动，保持舒适的体位，不做发声、吞咽、擤鼻等动作。

（7）测试结束后，及时出具测试报告。并及时送交医生。

（8）各种测试仪器按要求定期校验，妥善维护，以确保测试的准确性。

【内镜检查室护理管理】

耳鼻喉科常用的内镜检查包括：耳镜检查、鼻内镜检查、纤维鼻咽镜检查、纤维喉镜检查、直接喉镜检查等。内镜室应有专职护士或技术人员负责管理，并协助医生进行各项检查和诊疗操作。内镜有硬管和软管两种，均系贵重精密光学仪器，配有光源及摄、录像与监视系统，对仪器设备的妥善保管、正确使用和正确消毒十分重要。

（1）妥善保管仪器设备

①建立仪器档案。

②制定使用、保管制度，并应专人保管。

③注意防尘、防潮、防霉。

④器材不用时应放回其原装盒内的海绵槽中，并通常把仪器设备按顺序置于专用柜内，以便于移动和操作。纤维内镜及光源导线内部系光导纤维，存放时应避免扭曲和过度弯折。光学仪器不得在日光下暴晒，也不能与挥发性或腐蚀性物质一起存放。

⑤定期检查、保养，及时维修，保持仪器功能良好。

（2）做好检查前准备

1）受检者的准备：①解释检查的目的、方法、过程和注意事项，尤其是局麻患者，要求检查过程全身放松，做深长而有规律的呼吸。②进行常规体检及完成必要的辅助检查，以查明有无施行内镜检查的适应证和禁忌证。③术前4小时禁食，以免术中呕吐。

2）检查前必须认真准备和检查所需器械，尤其对于容易发生故障的器械，如照明装置、吸引器等更应重点检查。使用电器必须核对其规定电压与电源电压是否相符。

（3）正确使用仪器设备

①内镜使用前应用无菌盐水彻底冲洗（管腔内需用注射器冲洗），以免残留有福尔马林等消毒药液刺激组织。

②术中要严格遵守操作规程，动作应轻柔、细心，进镜时要避免粗暴推进以免损伤、出血和影响镜像。

③保持镜面干净和视野清晰，镜检时，可先在镜面涂防雾硅油或不时在温热的蒸馏水中加温；遇少量出血或有分泌物时应及时抽吸或冲洗干净；镜面沾有血污时应用蒸馏水或者酒精棉球擦净。

④使用器械时轻拿轻放，持镜要稳，切忌碰撞、擦划。使用光源时，不要过分弯折导光线，以免折断导光纤维而造成视像模糊不清。

（4）消毒与灭菌

①检查结束后，用清水将所有器械及其部件冲洗干净（尤其是各种内镜管腔及吸引管等需反复冲洗以保持通畅无阻）。

②内镜最好选用环氧乙烷进行消毒灭菌，也可选用高效器械消毒液浸泡，管腔内应充满消毒液，不宜用高压蒸气或煮沸等热力灭菌法。

（5）检查室内应备有常用抢救药品

如肾上腺素、地塞米松及氧气等。

(6) 做好卫生安全管理

保持室内整洁，通风良好，注意防潮，定期用紫外线消毒室内空气。

【耳鼻喉科病房护理管理】

耳鼻喉科病房护理管理的任务主要是协调护士、医生、辅助科室、工勤人员做好患者住院期间的各项治疗和护理工作，为住院患者提供安全、舒适、整洁、安静的治疗和休养环境，正确及时地为患者进行各种治疗，做好手术前后的各项护理工作，为患者提供住院期间的心理护理和各种健康教育，传播自我护理知识和技能，满足患者各种生理和心理的需要，及时观察治疗效果，病情变化，做好护理记录，为医生诊治提供准确信息，保证患者住院期间的安全，促进住院患者的康复。

耳鼻喉科病房应设置专门的检查室，作为检查患者和换药使用，检查室内应备好各种耳鼻喉科专科检查器械、敷料、药品、各种无菌包等，还要备好氧气、吸引器等抢救物品。病房还应设置专门的重症病房，设在离医护办公室最近的地方，将重危患者集中放置，专人看护，以利病情观察，遇突发抢救，便于联系及节省时间。

第五节　耳鼻喉科常用检查器械的使用与维护

耳鼻喉科诊疗室应具备充足的自然光线或日光灯照明，配备光源以使用额镜，诊疗台上备好检查用的器械盘，耳鼻喉科常用的检查器械有窥鼻器（前鼻镜）、枪状镊、膝状镊（俗称角镊）、直角压舌板、普通压舌板、耳镜（窥耳器）、鼓气耳镜、电耳镜、音叉、后鼻镜（鼻咽镜）、间接喉镜、装有丁卡因的喷雾器、卷棉子、耵聍钩等。常备的敷料包括消毒棉球、棉片、纱布、纱条、酒精棉球等分别放于消毒罐内。诊疗台上常备的药物有1%～2%丁卡因溶液、1%麻黄碱滴鼻液、3%过氧化氢溶液、70%酒精、0.1%肾上腺素、30%～50%硝酸银或三氯醋酸、铬酸等。

现代化的诊疗室配备耳鼻喉科多功能综合治疗台及诊疗椅，将常用功能包括表面麻醉、吸引、加热、物品放置等集于一体，诊疗椅根据患者和医生的需要旋转或升降，患者舒适，也便于医生操作。有的综合治疗台还配置内镜、图像显示和处理系统，则更为先进和实用。

【前鼻镜的使用】

先将前鼻镜的两叶合拢，与鼻腔底平行伸入鼻前庭，勿超过鼻阈，然后将前鼻镜的两叶轻轻上下张开，抬起鼻翼，扩大前鼻孔，再按第1头位、第2头位、第3头位的顺序检查鼻腔。检查过程中应注意观察鼻甲形态、鼻黏膜色泽，以及鼻道内有无分泌物、有无鼻中隔病变（偏曲或骨嵴、骨棘、穿孔）、异物、息肉或肿瘤等。

【手术显微镜的使用、保养与维护】

手术显微镜是耳科手术重要的基本设备之一。手术显微镜应具备以下基本条件：①焦距≥20cm；②物像可放大6~40倍；③术者和助手的视线与照明光轴重合良好；④无论放大倍数和投射方向如何，物像均清晰光亮；⑤机械构件性能良好，操作方便。目前所用手术显微镜一般均具有双人双目或3人双目镜头，脚踏式焦距调节板，可自动调节焦距，有物镜转换装置，以便转换物镜而无需大幅度调节焦距。耳科用手术显微镜焦距为22.5~25cm，经常使用的放大倍数为6倍、10倍、16倍，必要时大于16倍。

（1）使用方法

每次手术开始前，首先要检查手术显微镜各部件的性能是否正常。患者摆好体位后，术者在洗手前需先试镜，以术耳鼓膜为目标，对光校距。初学者先按自己两眼的视力情况（戴镜操作者按戴镜的矫正视力）调整目镜的屈光度圈。然后调整两目镜间距，使其与术者的瞳孔间距相等。初学者不了解自己的瞳孔间距，可先将两眼对准接目镜，注视目标，旋转相应的旋钮，待注视物不成复像时即可。然后调整焦距，先粗调，后微调，至术者认为目标的细微结构最为清晰为度。试镜结束后，将手术显微镜暂时移出术野，以备术中使用。

（2）保养与维护

手术显微镜应由专人细心保养，注意防潮、防震、防尘。闲置时以布罩覆盖，置于室内僻静、不易遭到碰撞处。目镜用后需取出置于干燥器内，以防产生霉点。目镜取出后，需立即将显微镜的镜孔盖盖上，以防积尘。任何透镜均不得以手指或其他物品接触、拭擦，仅可用擦镜纸轻轻拭之，或用小橡皮吹气球吹去灰尘。

【手术电钻的使用、保养与维护】

耳科电钻的种类很多，基本上可分为气动钻和电动钻两种。气动钻的转速快，可超过20000r/min。电动钻的电动机或安装于手柄内，或与手柄分离。手柄有直式的，也有有角度的。选购电钻时可根据经济条件选择震动小、噪声低、可调控性强、手柄不易发热的电钻。电钻钻头有钢质切削钻头，按其大小、形状、沟纹粗细不同而有许多型号；金刚石钻头基本均为圆形，但大小型号不一。

（1）使用方法

术者以握笔方式紧紧握执手柄，将钻头侧面，而非尖部接触骨面，磨骨时稍稍用力使钻头轻压于骨面，继续磨削之，同时用流水不断地冲洗所磨骨面，一方面避免局部温度过高，灼伤骨质，或在近面神经管处，不致损伤面神经。另一方面可完全冲去磨下的骨屑，以免使其堆积在局部，以致日后有新骨形成。磨大块骨质时，一般选用粗纹圆形或圆锥形切削钻头；欲磨光骨面则用细纹切削钻头；在精细结构或接近精细结构时（如面神经）需改用金刚石钻头。小号钻头虽适宜于磨去细小骨质，但亦容易在局部过度深入，损伤组织，所以一般尽可能选用相对较大的钻头操作。当然，耳科电钻一般均用于磨去乳突骨皮质和坚硬的气房间隔，但如气房隔因炎症而脱钙，变得疏松时，则可应用刮匙刮除病变骨质。

（2）保养与维护

每一钻头使用后，应将其沟纹内的骨质洗刷尽净，待下一次使用。手术结束后，护理人员必须用专用清洁剂彻底清洗手柄，妥善保存。

【耳鼻喉科常用检查器械的消毒与保养】

（1）任何器械在消毒灭菌前均应充分清洗干净。清洗采用流动水冲洗，先用洗涤剂溶液浸泡擦洗，去除器械上的血垢等污物，有关节、缝隙、齿槽的器械，应尽量张开或拆卸，进行彻底刷洗，然后用流水冲净，擦干或晾干，并尽快打包，以免再受污染。

（2）清除污染前后的器械盛器和运送工具，必须严格区分，并有明显标志，不得混用。盛器和运送工具应每天清洗消毒，遇污染应立即清洗消毒。

（3）消毒灭菌后的器械必须保持干燥，封闭保存，避免保存过程中再受污染，一旦发现有污染应再次根据需要进行消毒或灭菌。消毒灭菌后的物品有效期一过，即应重新消毒灭菌。

（4）接触未破损黏膜的器具，如鼻镜、压舌板、开口器、舌钳等器具，用后应先清洗去污，擦干，耐高温的器具可选择压力蒸气灭菌后清洁干燥保存备用。

（5）有条件的医院可由消毒供应室统一清洗、上油保养、消毒灭菌，临床科室使用后只需用清水初步清洗黏附于器械上的血迹即可。

【耳鼻喉科软式内镜的消毒与保养】

根据内镜在人体内使用部位的不同，要求对其进行消毒或灭菌处理。凡进入人体自然通道与管腔黏膜接触的内镜及其附件，如喉镜、气管镜、支气管镜等，用前应达到高水平消毒。软式内镜的消毒通常采用2%戊二醛浸泡，即将洁净干燥后的内镜置于2%戊二醛消毒液中浸泡20分钟，如灭菌需浸泡10小时。有条件的科室可采用经卫生部批准的内镜自动清洗消毒器，具体操作按使用说明，注意用该法消毒前，内镜应先用手工彻底清洗。

软式内镜在每次使用前应用2%戊二醛浸泡消毒20分钟，用水充分冲洗后使用；用完后应反复抽吸清水冲洗各个管腔，擦干后垂直悬吊于专用器械柜中存放。使用时镜身弯曲直径不可小于20cm，否则易折断导光纤维。当天检查结束后彻底消毒（如2%戊二醛浸泡消毒30分钟），也可根据国家有关规定执行。

【耳鼻喉科硬管内镜的消毒与保养】

硬管鼻内镜内部为导光玻璃柱，操作时要轻拿轻放，持镜要稳，谨防碰撞和滑落。内镜的镜面、摄像镜头、相机镜头等系精密光学玻璃，易受潮霉变。放置处应干燥、阴凉通风。通常应置入干燥器内，并定期更换吸湿剂。能耐受压力蒸气灭菌的内镜部分或全部，首选压力蒸气灭菌；不能承受压力蒸气灭菌的内镜或其余部分，可用2%戊二醛浸泡10小时，或者用低温过氧化氢灭菌。

第二章　耳鼻喉科常用护理技术操作

第一节　额镜使用法

额镜为耳鼻喉科医护人员必备之检查辅助设备，由镜体和额带两部分组成。镜面是一个能聚光的圆形凹面反光镜，直径一般为 8cm，焦距约 25cm，中央有一窥视小孔直径约 1.4cm。特殊情况下使用的额镜可备有光灯。额带可通过调节旋钮调节适当的松紧。镜体借一转动灵活的双球关节连接于额带上。

【目的】

通过调整光源和额镜方向，或调整受检者的头位，使光源投射到额镜镜面，经对光反射聚焦到检查部位，检查者通过镜孔，看到反射光束焦点投射在检查部位或治疗部位，利于检查者观察或治疗。

【用物准备】

额镜、光源。

【操作步骤】

（1）患者取坐位，检查部位朝向检查者。

（2）检查者戴镜前先调节双球关节的松紧，使镜面能向各个方向灵活转动又不松滑，将额带调整至适合头围松紧戴于头上。

（3）将双球关节拉直，使镜面与额面平行，镜孔正对检查者平视时的左眼或右眼，远近适宜，然后取舒适坐姿。

（4）调整光源和额镜方向，也可调整受检者的头位，使光源投射到额镜镜面，经过光反射聚焦到检查部位。检查者通过额镜镜孔看到反射光束焦点正好投射在检查部位。

【注意事项】

（1）保持检查者瞳孔、镜孔、反光焦点和检查部位呈一直线。

（2）检查时，检查者单眼视线向正前方通过镜孔看到反光焦点落在检查部位，但另一眼保持自然睁开，不能挤眼、眯眼或闭眼。

（3）检查者姿势要保持端正，不可弯腰、扭颈或歪头迁就光源。

第二节　外耳道冲洗法

外耳道起自耳甲腔的外耳门，止于鼓膜，长2.5~3.5cm，由软骨部和骨部组成。外耳道深部有不易取出的微小异物或已软化的耵聍栓时，需行外耳道冲洗治疗。

【目的】

（1）冲出阻塞外耳道的耵聍和表皮栓，保持外耳道清洁。

（2）冲出外耳道小异物，如小珠、小虫等。

【护理评估】

（1）操作前告知患者外耳道冲洗法的操作方法及注意事项，使患者具有充分思想准备，取得患者配合。

（2）治疗前询问病史，并做好治疗记录。

【用物准备】

弯盘、治疗碗、装有细塑料管的橡皮球、温生理盐水、纱布、额镜、铁棉签。

【操作步骤】

（1）患者取坐位，解释操作目的方法，取得配合。

（2）嘱患者将弯盘置于患耳垂下方，紧贴皮肤，头稍向患侧倾斜。

（3）左手向后上方牵拉耳郭（小儿向后下方），右手将吸满温生理盐水装有塑料管的橡皮球对准外耳道后上壁方向冲洗，使水沿外耳道后上壁进入耳道深部，借回流力量冲出耵聍或异物。

（4）用纱布擦干耳郭，用铁棉签擦净耳道内残留的水，额镜检查外耳道内是否清洁，如有残留耵聍，可再次冲洗至彻底冲净为止。

【注意事项】

（1）冲洗液的温度应与体温相近，不可过热或过凉，过冷、过热均可引起眩晕。

（2）冲洗器头宜放置在外耳道的外1/3处，对着外耳道后上壁注入时用力不可过猛，也不可将冲洗器头紧塞外耳道内，以致水不能流出，而胀破鼓膜，更不能正对鼓膜冲击，以免损伤鼓膜。

（3）如为活的昆虫类异物，先用乙醇、油剂、乙醚滴耳，待其灭活后再冲洗。

（4）坚硬而嵌塞较紧的耵聍，先用3%~5%碳酸氢钠溶液，以润化后再冲洗。

（5）外耳道深部不易取出的微小异物或耵聍栓需由专科医生诊疗后，由专科工作人员处理冲洗或取出，患者不能自行处理。

第三节　外耳道滴药法

外耳道滴药法，是为了使液体药液，充分均匀地分布于外耳道及中耳皮肤黏膜，达到局部治疗目的。外耳道滴药法既可消毒、杀菌、镇痛、预防和控制感染，也可稀释软化分泌物，使之易于排出，对皮肤黏膜的愈合起到积极作用。

【目的】

(1) 软化耵聍。

(2) 治疗耳道及中耳疾病。

(3) 清洁外耳道。

【护理评估】

(1) 操作前告知患者外耳道滴药法的操作方法及注意事项，使患者具有充分思想准备，取得患者配合。

(2) 治疗前询问病史，并做好治疗记录。

【用物准备】

滴耳液、消毒干棉球。

【操作步骤】

(1) 协助患者取侧卧或坐位，头侧向健侧，患耳向上。嘱患者不可转动头部。

(2) 用无菌棉签轻轻擦净外耳道分泌物，必要时用3%过氧化氢溶液反复清洗至清洁。

(3) 轻轻将成人耳郭向后上方牵拉，小儿向后下方，将外耳道拉直。将滴耳液顺耳道后壁滴入2~3滴。滴管末端勿触及耳缘，以防污染。

(4) 操作者用手指反复轻按耳屏几下，使药液流入耳道四壁及中耳腔内。

(5) 保持体位3~4分钟后扶患者取舒适体位休息。

(6) 用干棉球堵塞外耳道口，以免药液流出。

(7) 观察患者反应及效果，并做好记录。

【注意事项】

(1) 滴药前，必须将外耳道脓液洗净。

（2）药液温度以接近体温为宜，不宜太热或太凉，以免刺激迷路，引起眩晕、恶心、呕吐等不适感。

（3）如滴耵聍软化液，应事先告知患者滴入药液量要多，滴药后可能有耳塞、闷胀感，以免患者不安。

第四节　鼓膜穿刺抽液法

鼓膜穿刺抽液法，是通过穿刺针穿过鼓膜抽取积液，它即可为化验检查提供依据又可减轻中耳内的压力，虽然有伤口但很小，可很快愈合。

【目的】

抽出鼓室内积液，减轻耳闷感，提高听力。

【护理评估】

（1）操作前告知患者鼓膜穿刺抽液法的操作方法及注意事项，使患者具有充分思想准备，取得患者配合。

（2）治疗前询问病史，并做好治疗记录。

【用物准备】

1%~2%丁卡因溶液、苯扎氯铵酊溶液、消毒纱布、2ml空针、鼓膜穿刺针头、额镜、窥耳器、酒精棉球。

【操作步骤】

（1）向患者解释操作目的和方法，取得其配合。

（2）将丁卡因溶液、苯扎氯铵酊溶液适当加温。

（3）患者取坐位，头侧卧于桌面，患耳向上。

（4）向患耳内滴入 2% 丁卡因溶液 1 次，做表面麻醉。然后滴入苯扎氯铵酊溶液消毒鼓膜和外耳道，用纱布擦干外耳道口。

（5）患者坐起，患耳对着操作者。

（6）操作者用酒精棉球消毒窥耳器，并置入外耳道。

（7）连接空针与针头，调整额镜聚光于外耳道。

（8）将长针头沿窥耳器底壁缓慢进入外耳道，刺入鼓膜紧张部的前下象限或后下象限，一手固定针筒，一手抽吸积液。

（9）抽吸完毕，缓慢将针头拔出，退出外耳道。用挤干的酒精棉球塞住外耳道口。

【注意事项】

（1）注意滴入耳内溶液温度适宜。

（2）刺入鼓膜深度不宜过深，位置在最低部，以便抽尽积液。

（3）操作时嘱患者头勿动，以免损伤中耳内其他结构。

（4）抽吸积液时易缓慢，不可用力过猛，以防引发眩晕。

（5）嘱患者 2 天后将棉球自行取出，1 周内不要洗头，以免脏水进入外耳道。

第五节　耳部加压包扎法

耳部加压包扎是耳部手术或外伤后为固定敷料、保护伤口，以利于局部的压迫止血，防止污染而采取的方法。

【目的】

（1）耳部手术或外伤后用于固定敷料，保护手术切口，利于引流。

（2）用于局部压迫止血。

【护理评估】

（1）操作前告知患者耳部加压包扎法的操作方法及注意事项，使患者具有充分思想准备，取得患者配合。

（2）治疗前询问病史，并做好治疗记录。

【用物准备】

绷带一卷、20cm长纱条一根、胶布数条、纱布数块。

【操作步骤】

（1）患者取坐位或卧位，解释操作目的和方法。

（2）将纱条放于患者患侧额部（眉毛外侧），将敷料放在患耳伤口处，用胶布固定。

（3）将绷带先绕额部2周（包左耳向左绕，包右耳向右绕），然后由上至下包向患侧耳部，经后枕部绕到对侧耳郭上方，绕额部一周；再次由上至下包患耳重复上述动作至绷带包完，使敷料固定，患耳及敷料全部包住。

（4）用胶布固定绷带尾部。

（5）用纱条将绷带扎起，使额部绷带高于眼眶。

【注意事项】

（1）包扎时应注意保持患耳正常解剖形态。

（2）固定于额部的绷带不可太低，需高于眉毛，以免压迫眼球，影响视线。

（3）绷带的松紧应适度，太松会引起绷带和敷料的脱落，太紧会使患者感到头痛。

（4）单耳包扎时，绷带应高于健侧耳郭，避免压迫引起不适。

第六节　耳部手术备皮法

耳部手术备皮是为了使术区的皮肤清洁，便于手术进行和预防伤口感染而采取的方法。

【目的】

（1）适用于耳部各种手术前准备，使手术野清洁，有利于手术进行。

（2）预防切口感染。

【护理评估】

（1）操作前告知患者耳部手术备皮法的操作方法及注意事项，使患者具有充分的思想准备，取得患者配合。

（2）操作前询问病史，并做好治疗记录。

【用物准备】

梳子、皮筋、发夹、凡士林、剪刀、一次性备皮刀。

【操作步骤】

（1）向患者解释备皮的目的和重要性，以取得患者配合。

（2）患者取坐位，男患者只要请理发师根据手术名称剃除耳郭周围头发：耳部手术剃除5~6cm；侧颅底手术剃去9~10cm；前颅底手术应将头发剃光。余头发均剃短，洗净头部或沐浴全身。

（3）女患者首先与男患者一样根据手术名称剃除耳郭周围头发，洗净头部或沐浴全身。将患者头发梳理整齐，沿患侧头发2~3cm处将头发分成两部分，健侧头发用发夹或皮筋固定好，将患侧头发均匀涂凡士林，从前部头发开始，将所有患侧头发梳成贴发三股辫，最后用皮筋扎紧。

（4）将露出的短小头发用凡士林粘在辫子上或用剪刀剪掉。

（5）将健侧头发梳理整齐，长发可用皮筋与辫子一起固定。

【注意事项】

（1）发辫尽量编紧，防止松脱。

（2）最后应将发夹取下，切忌将金属发夹留于头部。

（3）编完发辫后，嘱患者朝向健侧卧位，以免弄乱发辫。

第七节　咽鼓管导管吹张法

咽鼓管是沟通鼓室与鼻咽的管道，成年人全长35mm。咽鼓管导管吹张法是把咽鼓管导管弯头段按解剖位置放入咽鼓管入口处，进行咽鼓管吹张治疗。

【目的】

（1）治疗各种原因引起的咽鼓管通气功能障碍、耳闷、鼓膜内陷。

（2）检查咽鼓管功能。

【护理评估】

（1）操作前告知患者咽鼓管导管吹张法治疗的方法及注意事项，使患者具有充分思想准备，取得患者配合。

（2）治疗前询问病史，并做好治疗记录。

【用物准备】

咽鼓管导管吹张管、吹张球、听管、耳镜、额镜、1%麻黄碱滴鼻液。

【操作步骤】

（1）患者采取坐位，清洁鼻腔分泌物后，将咽鼓管导管弯头向下沿鼻底徐徐插入，达到咽后壁时，再转向外侧90°，然后略向前拉，使导管越过隆突而滑入咽鼓管口处。

（2）固定导管，用吹张球经导管注入空气，同时以耳听诊有管听音，检查咽鼓管通畅与否。

【注意事项】

（1）鼻腔及鼻咽部无急性炎症时方可实施治疗，否则，炎症可经咽鼓管扩散感染中耳。

（2）鼻腔有阻塞或分泌物时，先滴入1%麻黄碱使鼻黏膜收缩，清除分泌物后方可进行。

（3）患者有鼻部不适时可适当用1%丁卡因喷鼻腔，进行黏膜麻醉。

第八节　鼻腔冲洗法

鼻腔是非常灵敏的血管，需要精心护理。鼻腔冲洗是对鼻腔进行清洁，以清除附着在鼻腔的种种污染和病菌，预防疾病的方法。

【目的】

（1）清洁鼻腔，湿润黏膜，减轻臭味，促进黏膜功能恢复，改善血液微循环，促进炎症的吸收。

（2）用于鼻腔鼻窦术后结痂、促进局部引流、抗感染、抗水肿，防止术腔粘连、窦口闭锁。

（3）提高手术疗效。

【护理评估】

（1）操作前告知患者鼻腔冲洗法的操作方法及注意事项，使患者具有充分思想准备，取得患者配合。

（2）治疗前询问病史，并做好治疗记录。

【用物准备】

灌洗桶、橡皮管一根、橄榄式接头一根、温生理盐水1000~1500ml、输液架一个、脸盆一只、纱布少许。

【操作步骤】

（1）核对患者和药物，备好用物至患者床旁，向患者解释操作目的和方法。

（2）患者取坐位，头向前倾。

（3）将装有温生理盐水的灌洗桶挂在距患者头部高 50cm 处，关闭输液夹。

（4）橄榄头与橡皮管连接，嘱患者一手将橄榄头固定于一侧前鼻孔，张口呼吸，头侧向另一侧。打开输液夹，使桶内温盐水缓缓流入鼻腔，盐水经前鼻孔流向后鼻孔，再经另一侧鼻腔和口腔流出，即可将鼻腔内分泌物、痂皮冲出。

（5）一侧鼻腔冲洗后，将接头换到对侧鼻孔按同样方法进行冲洗，然后用纱布擦干脸部。

【注意事项】

（1）鼻腔有急性炎症及出血时禁止冲洗，以免炎症扩散。

（2）灌洗桶不宜悬挂太高，以免压力过大导致分泌物冲入咽鼓管而引起中耳炎。

（3）水温以接近体温为宜，不宜过冷或过热。

（4）冲洗时压力不要过大，否则会使液体冲入咽鼓管，导致中耳炎。

（5）冲洗时，头前倾 30°，低头，张口，勿做吞咽动作。

（6）冲洗时勿与患者谈话，以免发生呛咳。

（7）冲洗时发生鼻腔出血，应立即停止冲洗。

（8）患者自行冲洗时，用特制的鼻腔冲洗瓶盛入生理盐水，用手挤压冲洗瓶将冲洗液注入鼻腔，注意用力不可过猛。

第九节　鼻腔滴药及鼻喷雾法

鼻腔、鼻窦、鼻咽部的疾病诊治都需要鼻腔用药，鼻腔用药可使药液直接接触鼻黏膜，充分发挥药效，而鼻腔滴药和鼻喷雾是鼻腔用药的常用方法。

【目的】

（1）保持鼻腔引流通畅，达到治疗目的。	（2）保持鼻腔润滑，防止干燥结痂。
（3）保持鼻腔内纱条润滑，以利抽取。	（4）治疗鼻炎、鼻窦炎，或鼻腔、鼻窦手术后用药。

【护理评估】

（1）操作前告知患者鼻腔滴药及鼻喷雾法的操作方法及注意事项，使患者具有充分思想准备，取得患者配合。	（2）治疗前询问病史，并做好治疗记录。

【用物准备】

滴鼻药、清洁棉球或纸巾少许、无菌棉签、弯盘。

【操作步骤】

（1）核对患者和药物，向患者解释操作目的，取得患者配合。	（2）嘱患者轻轻擤出鼻涕（鼻腔内有填塞物不擤）。
（3）患者取仰卧位，肩下垫枕头或头悬于床缘，头尽量后仰，使头部与身体成直角，头低肩高。	（4）每侧鼻腔滴 3~4 滴药水，轻轻按压鼻翼，使药液均匀分布在鼻黏膜上。
（5）保持原位 2~3 分钟后坐起。	（6）用棉球或纸巾擦去外流的药液。
（7）对于鼻侧切开患者，为防止鼻腔或术腔干燥，滴鼻后，嘱患者向患侧卧，使药液进入术腔。	（8）观察患者反应及效果，并做好记录。

【注意事项】

（1）滴药时，滴管口或瓶口勿触及鼻孔，以免污染药液。

（2）体位要正确，滴药时勿吞咽，以免药液进入咽部引起不适。

（3）滴入药量不宜过多或过少。

（4）滴药后嘱患者勿擤鼻。

第十节　剪鼻毛法

剪鼻毛法是鼻内手术的常规准备，它可便于鼻前庭皮肤的清洁，防止交叉感染，并使手术野更清晰。

【目的】

鼻部手术前常规准备，清洁术野，预防感染便于消毒和手术操作。

【护理评估】

（1）操作前告知患者剪鼻毛法的操作方法及注意事项，使患者具有充分思想准备，取得患者配合。

（2）治疗前询问病史，并做好治疗记录。

【用物准备】

消毒弯盘、弯头小剪刀、棉签、金霉素油膏、纱布、额镜。

【操作步骤】

（1）核对患者并向患者解释操作目的和方法，取得配合。

（2）患者取坐位，擤净鼻涕，清洁鼻腔，头稍后仰，固定。

（3）戴额镜检查鼻前庭及鼻腔情况，进一步清洁鼻腔。

（4）将金霉素油膏用棉签均匀涂在剪刀两叶。

（5）右手持剪刀，左手持纱布固定鼻部。

（6）剪刀弯头朝向鼻腔，剪刀贴住鼻毛根部，将鼻前庭四周鼻毛剪下。

（7）检查鼻毛有无残留。用棉签或纱布清洁落在鼻前庭的鼻毛。

【注意事项】

（1）操作应在明视下进行，避免损伤鼻前庭皮肤、黏膜。

（2）剪鼻毛时，动作要轻，勿伤及鼻黏膜引起出血。

（3）小患者或不能配合者，可能会伤及鼻内肿物者不剪鼻毛。

第十一节　上颌窦穿刺冲洗法

上颌窦位于上颌骨体内，呈不规则的三角锥体形，当鼻腔鼻窦慢性炎症时，造成窦腔积液引流不畅，引起慢性上颌窦炎。上颌窦穿刺冲洗是治疗慢性上颌窦炎的重要方法之一。

【目的】

（1）明确上颌窦病变的诊断。

（2）治疗上颌窦炎症。

【护理评估】

（1）操作前告知患者上颌窦穿刺冲洗法的操作方法及注意事项，使患者具有充分的思想准备，取得患者配合。

（2）治疗前询问病史，并做好治疗记录。

【用物准备】

窥鼻器、棉片和铁棉签、上颌窦穿刺针、橡皮管接头、20ml 注射器、治疗碗（内盛温生理盐水）、深弯盘（盛冲洗流出液）、1%丁卡因、1:1000 肾上腺素、额镜。

【操作步骤】

（1）患者取坐位，头稍前倾，擤净鼻涕，检查鼻腔内有无异常。向患者解释操作目的、方法，取得配合。

（2）将浸有1%丁卡因及1:1000肾上腺素的卷棉子置入下鼻道穿刺部位进行表面麻醉5~10分钟。

（3）若穿刺右侧上颌窦，操作者右手拇指、示指紧握穿刺针中段，掌心顶住针柄，针头斜面朝向鼻中隔，经前鼻孔深入下鼻道顶端，置于距下鼻甲前端1~1.5cm下鼻甲附着处（此处骨质较薄）。

（4）左手固定患者头部，右手持针向外眦方向稍用力，即能穿入窦腔，并有空腔感。若穿刺左侧，用左手持针，右手固定头部。

（5）抽出针芯，嘱患者头向健侧倾斜，观察针管内有无黄褐色液流出，如有，则可能为上颌窦囊肿，不可再冲洗。

（6）嘱患者用手托住弯盘于下颌，用20ml注射器回抽是否有空气，证实在腔内，抽吸温生理盐水，连接橡皮管与穿刺针，然后缓缓推注生理盐水进行冲洗，观察有无脓液流出。反复冲洗，直至冲净。根据医嘱注入抗生素药液，并嘱患者头倾向患侧3分钟，防止药液漏出。

（7）插入针芯，拔出针头，用消毒棉片置于下鼻道穿刺处压迫止血，嘱患者2小时后自行取出。

（8）穿刺冲洗完毕，根据脓液的质和量记录于病史卡上：①质：Ⅰ期呈黏液性，不溶于水，Ⅱ期呈黏脓性，半溶于水，能使水变浑浊，Ⅲ期呈脓性，全溶于水；②量：（+）为少量，（++）为中等量，（+++）为大量；③冲洗液若呈黄色或有血块、臭味也应注明；④冲出液清洁时记为（-）即阴性；洗出液无明显脓液，但不完全清洁为（±）即可疑。

【注意事项】

（1）穿刺部位及方向一定要正确，持穿刺针的手必须把持稳固动作，不能滑动。用力不可过大，穿刺不可过深，防止穿入眶内或面颊部软组织，引起眶内或面颊部气肿或感染。在未确定刺入上颌窦之前不可进行冲洗。

（2）窦腔内不可注入空气，以免万一针头刺入血管而发生气栓。

（3）如果患者在穿刺过程中发生晕厥等意外情况，立即拔出穿刺针，使患者平卧休息，测量生命体征，必要时采取给氧等急救措施，密切观察。

（4）如注入液体时遇到阻力，可能是穿刺针头不在窦腔内，或穿入窦腔内软组织如息肉，也可能是窦口阻塞，此时应改变穿刺针头方向，或以麻黄碱或肾上腺素棉片收敛中鼻道，如仍有阻力，应停止操作，不可强行冲洗。

（5）拔针后如有出血，应妥善止血，再让患者离开。出血较多，可用0.1%肾上腺素棉片紧填下鼻道止血，并告知患者3~5天内排鼻涕时带有少量血液为正常现象，出血较多及时到医院处理。

（6）儿童穿刺应慎重。高血压、血液病、老幼体弱及急性炎症期患者禁忌穿刺。

第十二节 声带滴药法

声带位于室带之下，左右各一，色珠白，表面光滑，边缘整齐呈锐利感。发“咿”音时，双侧声带内收，声门闭合，呼吸时双侧声带外展。当声带慢性炎症时，声带充血、水肿。声带滴药是治疗声带炎症的重要方法之一。

【目的】

治疗各种原因引起的声带炎性疾病。

【护理评估】

（1）操作前告知患者声带滴药法的操作方法及注意事项，使患者具有充分思想准备，取得患者配合。

（2）治疗前询问病史，并做好治疗记录。

【用物准备】

额镜、间接喉镜、酒精灯、纱布、会厌拉钩、喉喷雾器、空针、1%

或2%丁卡因麻醉药、喉头滴管及所需药液（一般用4万单位庆大霉素+5mg地塞米松+1%麻黄碱1ml）。

【操作步骤】

（1）患者采取坐位，上身稍前倾，头稍后仰。

（2）张口、伸舌，用纱布包裹舌前1/3处，避免下切牙损伤舌系带。

（3）用左手拇指和中指捏住舌前部，把舌拉向前方，示指推向上唇，抵住下切牙齿，固定好。

（4）将额镜的光源通过间接喉镜对好，使焦点光线照射在腭垂前方，嘱患者发“咿”音，看清咽喉部及声带状况。确定好水肿及炎症的位置，定好位。

（5）操作者右手持喷雾器将1%或2%丁卡因麻醉药喷入咽部及咽后壁，重复3次，待患者自觉麻醉到位后进行下一步操作。

（6）嘱患者自拉舌头向前下方，操作者左手持间接喉镜，右手持滴药器，嘱患者发“咿”声，待声带完全闭合，将药液滴入局部。

【注意事项】

（1）喷麻醉药或滴药必须部位准确，否则喷到喉咽部或滴到气管内会引起剧烈呛咳，严重者引起喉气管痉挛。

（2）喷雾器避免碰到咽壁，以免引起恶心、呕吐，给操作带来不便。

（3）喷雾器头和喉头滴管用前需用酒精纱布擦拭，减少交叉感染的机会。

（4）喷麻醉药时，先试用少量，证明有无变态反应，剂量不能超过100mg，喷雾时不能做吞咽动作，以免引起中毒。

（5）喷药期间，密切观察患者面色、表情、脉搏、血压和呼吸，若有不良反应或变态反应，停药进行抢救。

（6）对小儿、孕妇、老年重病者，慎用丁卡因麻醉药，必须使用时需严格掌握剂量。

（7）滴药后不能立即进食、进水，必须等麻醉解除后方可进食，以免造成误吸，发生危险。

第十三节 咽部涂药法

咽是一漏斗形肌性管道，前后扁平，位于第1~6颈椎前方，为呼吸道和消化道的共同通道。分为鼻咽、口咽和喉咽，各种原因引起咽部充血、水肿等慢性炎症时，咽部涂药法是咽部充血、水肿的主要治疗方法之一。

【目的】

（1）治疗各种类型咽炎、咽部溃疡和黏膜损伤等，尤其适用于不会漱口以及漱口动作增加咽腔疼痛的患者。

（2）咽部表面麻醉。

【护理评估】

（1）操作前告知患者咽部涂药法的操作方法及注意事项，使患者具有充分的思想准备，取得患者配合。

（2）治疗前询问病史，并做好治疗记录。

【用物准备】

额镜、压舌板、咽喉卷棉子或长棉签及各种治疗用药，如复方碘甘油、硼酸甘油、甲紫、10%~20%硝酸银等物品。

【操作步骤】

（1）患者采取坐位，对准光源，张口，安静地用口呼吸，使舌部和腭部完全放松。

（2）患者张口发“啊”音，操作者左手持压舌板轻轻压低舌背或舌前2/3，充分暴露口咽部，右手持卷棉子或长棉签蘸上药液，直接涂布于咽部黏膜病变处，每天2~3次。

【注意事项】

（1）压舌板一定压在舌前2/3部位。

（2）棉签上的棉花必须缠紧，以免涂药时脱落，导致咽喉部异物。

（3）棉签上所蘸的药液（尤其是腐蚀性药物）不可太多，以免滴入喉腔造成黏膜损伤甚至反射性喉痉挛；涂药范围不宜太广，以免伤及正常组织。

（4）需长期或反复用药（为非腐蚀性药物）者，应教会患者和家属在家自行用药。

（5）咽部涂药后2小时内不要喝水或漱口，以免冲淡药液影响治疗效果。

第十四节 咽喉部喷雾法

咽喉部喷雾法主要应用于咽喉部手术和内窥镜检查的黏膜表面麻醉以确保咽喉部反射敏感患者的配合，完成手术和检查。5岁以下小儿一般不用或慎用。

【目的】

用于咽喉部手术、内镜检查时的黏膜表面麻醉；慢性咽喉炎的治疗。

【护理评估】

（1）操作前告知患者咽喉部喷雾法的操作方法及注意事项，使患者具有充分的思想准备，取得患者配合。

（2）治疗前询问病史，并做好治疗记录。

【用物准备】

额镜、喷雾器及各种治疗用药，如复方地喹氯铵喷雾剂、冰硼散、锡类散、西瓜霜、1%~2%丁卡因等物品。

【操作步骤】

(1) 口咽部喷雾

患者坐位，将舌自然平放口底，张口发“啊”长音，对准腭垂、软腭、咽后壁、舌根、扁桃体及咽腭弓和舌腭弓，反复喷药 3~4 次，每次 3~4 喷。治疗用药每天 1~4 次。

(2) 喉部喷雾

口咽部喷雾 2~3 次后，嘱患者伸舌并用纱布将舌前 1/3 包裹好将舌拉出，口尽量张大并做深呼吸，将喷雾器头弯折向下对准喉部，趁患者深吸气时将药液喷入，每次 3~4 喷，共 3~4 次。声带息肉摘除或纤维支气管镜检时需加下咽和喉部滴药。

【注意事项】

(1) 3 岁以下幼儿禁用，5 岁以下及不合作小儿一般不用或慎用。

(2) 嘱患者每次喷入的药液均不能咽下，含服 3~4 分钟后再吐出。

(3) 喷药前应先将咽喉分泌物或残余药液吐出，以利新喷入的药液与黏膜直接接触。

第十五节　鼻窦负压置换疗法

慢性鼻窦炎患者主要症状是流脓涕、鼻塞、嗅觉障碍，鼻腔鼻窦置换法是吸出鼻腔分泌物，保证鼻腔通气及达到用药效果的重要方法之一。鼻腔鼻窦置换法在治疗儿童慢性鼻窦炎患者中起着主要作用。

【目的】

(1) 利用吸引器，吸出鼻腔及窦腔内分泌物。

(2) 形成窦腔负压，使药液进入窦腔，以达到治疗目的。

【护理评估】

(1) 操作前告知患者鼻窦负压置换疗法的操作方法及注意事项，使患者具有充分的思想准备，取得患者配合。

（2）治疗前询问病史，并做好治疗记录。

【用物准备】

负压吸引器、橄榄式接头、呋麻滴鼻液、治疗碗（内盛清水）、棉球少许。

【操作步骤】

（1）嘱患者擤净鼻涕，仰卧，肩下垫薄枕，头后仰与身体垂直。

（2）两侧鼻腔各滴入呋麻滴鼻液4~5滴，用棉球按压鼻翼使之分布均匀，保持头位不动1~2分钟。

（3）将橄榄头与吸引器连接，塞入一侧鼻孔，用手指按住另一侧鼻孔，嘱患者连续发“开、开、开”声音，使软腭上提，关闭鼻咽腔。开动吸引器，反复吸引鼻腔，一般每次吸引1~2秒，重复6~8次。一侧吸净后，同法吸另一侧鼻腔。期间，如分泌物过多，可用清水吸洗橄榄头。

（4）吸引完毕，用呋麻滴鼻，休息1~2分钟后起床。

（5）用棉球擦净鼻孔流出的药液。

【注意事项】

（1）急性鼻炎、急性鼻窦炎、鼻出血、鼻息肉、鼻部手术后伤口未愈、鼻前庭炎、鼻前庭疖、高血压者禁做。

（2）吸引器压力不可过大，抽吸时间不宜过长，以免负压过大引起鼻出血。

（3）患者必须积极与医护人员配合，肩下垫枕，颈伸直，头后仰，颏尖朝上，使颏隆凸与外耳道口的连线与台面（或地面）垂直，避免药液滴入口腔。

（4）间断吸引时患者必须发“咔咔”声，使软腭上举以关闭鼻咽腔，将鼻窦内空气吸出的同时，药液即进入窦内。

第十六节　超声雾化吸入法

超声雾化吸入法是应用超声波声能，使药液变成细微的气雾再由呼吸道吸入，药液可随着深而慢的吸气到达终末细支气管和肺泡，以达到治疗效果的给药方法。

【目的】

(1) 吸入药物，达到消除喉部炎症的作用。

(2) 解除支气管痉挛，使气道通畅，改善通气。

【护理评估】

(1) 操作前告知患者超声雾化吸入法的操作方法及注意事项，使患者具有充分的思想准备，取得患者配合。

(2) 治疗前询问病史，并做好治疗记录。

【用物准备】

超声雾化吸入器、冷蒸馏水、雾化药液，常用的药物有生理盐水、α-糜蛋白酶、地塞米松等，治疗巾或患者毛巾。

【操作步骤】

(1) 评估患者病情、意识状况、治疗情况、药物过敏史、用药史等。

(2) 连接雾化器各部件，水槽内加冷蒸馏水，水量以浸没雾化罐底部的透声膜为宜。核对药物，将药液用生理盐水稀释至30~50ml倒进雾化罐，将盖旋紧，连接螺纹管。

(3) 接通电源，先打开电源开关，预热3~5分钟，调节定时开关至所需时间，一般15~20分钟，打开雾化开关，调节雾量。

(4) 协助患者取舒适体位，将口含嘴或面罩放好，指导其用口吸气，用鼻呼气，做均匀深呼吸。

(5) 治疗完毕，取下口含嘴或面罩，先关雾化开关，再关电源开关。协助患者擦干面部，清理用物。

(6) 观察患者反应，并做好记录。

【注意事项】

（1）使用前，先检查机器各部有无松动、脱落等异常情况。机器和雾化编号要一致。

（2）水槽底部的晶状体换能器和雾化罐底部的透明膜薄而脆，易破碎，应轻按，不能用力过猛。

（3）水槽和雾化罐切忌加温水或热水。

（4）如需连续使用，中间需间歇半小时。

（5）口含嘴为一次性使用物品，每次使用完毕，应收回集中处理。

（6）操作完毕后，应倒掉水槽内的水，擦干水槽备用。

第十七节　氧气雾化吸入法

氧气雾化吸入法是利用高速氧气流通过毛细管口并在管口产生负压，将药液由相邻的管口吸出，所吸出的药液又被毛细管口高速的氧气流撞击成细小的雾滴，成气雾状喷出，随着患者呼吸进入呼吸道以达到治疗的目的的方法。

【目的】

（1）解痉、消炎、减轻水肿

治疗咽喉部炎症。

（2）湿化气道、祛痰

通过吸入温暖、湿润的气体，减少呼吸道刺激。稀释痰液，促进纤毛运动，使痰液易于咳出。常用于呼吸道湿化不足、痰液黏稠、喉部手术及气管切开术后。

【护理评估】

（1）操作前告知患者氧气雾化吸入法的操作方法及注意事项，使患者具有充分思想准备，取得患者配合。

（2）治疗前询问病史，并做好治疗记录。

【用物准备】

氧气一筒或空气压缩泵、长橡皮管、喷雾器、雾化药液、清洁纱布或一次性棉片、剪刀、5ml 注射器。

【操作步骤】

（1）核对治疗单，取喷喉药物用剪刀剪去封口或用 5ml 注射器抽吸药液注入玻璃喷雾器内。

（2）用清洁纱布或一次性棉片包住喷雾器开口的上端。

（3）打开氧气或空气压缩泵开关，调节好压力，将橡皮管与喷雾器连接。

（4）患者取坐位，嘱患者将喷雾器开口处放入口腔深部，用示指堵住雾化器排气孔，使气体与药液混合成极细小的气雾从喷口处喷出。嘱患者慢慢呼吸，吸气时间长些，使带药的气雾进入喉及气管内。

（5）吸入完毕，关闭开关，清理用物，消毒处理。

【注意事项】

（1）治疗前，先检查玻璃喷雾器是否完好。

（2）空气压力不可过高或过低。

（3）雾化吸入后，应注意观察咳痰是否容易进行，痰量、舒适感及呼吸状态的改变。

（4）声带充血或水肿患者喷雾后，嘱患者禁食刺激性食物及禁烟酒，并休声，以提高治疗效果。

（5）严格无菌操作，定期消毒，避免交叉感染。

（6）操作中严禁接触烟火和易燃品。

第十八节　气管切开术后换药

气管切开是将颈段气管前壁切开，通过切口将气管套管插入气管，使患者直接经套管呼吸的人工气道。是抢救危重患者的急救技术，然而气管切开术经常出现皮下气肿和切口感染，故术后换药就显得尤为重要，可有效控制并发症的发生。

【目的】

（1）观察伤口恢复情况。

（2）清除造瘘口周围的分泌物，减少细菌及分泌物的刺激，促进创面愈合。

（3）保持伤口清洁干燥，使患者舒适。

【护理评估】

（1）操作前告知患者气管切开术后换药的操作方法及注意事项，使患者具有充分思想准备，取得患者配合。

（2）治疗前询问病史，并做好治疗记录。

【用物准备】

一次性无菌换药盘（内有弯盘1个、止血钳1把、枪状镊1把、剪口纱布1块、75%酒精棉块若干，生理盐水棉块2~3块）、治疗巾1块、胶布、医疗垃圾袋1个、快速手消毒液、84消毒罐。

【操作步骤】

（1）洗手、戴口罩。

（2）用物备齐，按使用顺序放置，推车至患者床旁，做好解释工作，取得患者的配合。

（3）协助患者摆好正确体位（坐位或仰卧位），充分暴露颈部伤口，使颈部舒展便于操作。

（4）为患者吸净套管内分泌物，取出套管下污染的剪口纱布，观察分泌物的颜色、性质和量，放于医疗垃圾袋内。

（5）取下内套管至于84消毒罐（1000mg/L含氯消毒液）中，浸泡30分钟后再清洗消毒。

（6）七步洗手法洗手。

（7）在患者颈肩下铺治疗巾，用止血钳夹取乙醇棉块由外向内依次消毒皮肤直至套管柄周围，消毒面积为切口周围 8～10cm。用止血钳夹取一块酒精棉块消毒，由于接触患者的止血钳不能再夹取无菌棉块，然后使用枪状镊夹取无菌棉块，两者递接时不能接触，镊子在上，止血钳在下，避免污染。

（8）用无菌棉块消毒套管柄的下方。一块棉块不可反复擦拭消毒。注意观察棉块上分泌物的颜色、性质和量，直至擦干净为止。将擦拭过的污染棉球放入医疗垃圾袋内。

（9）用生理盐水棉块擦净套管柄上的分泌物。

（10）用枪状镊夹取清洁的剪口纱布垫于套管柄下，动作要轻柔，以免引起呛咳，并用胶布固定。

（11）调节套管系带松紧度，以伸进一手指为宜。

（12）观察套管内的分泌物，必要时为患者吸痰。

（13）整理用物，治疗巾置于车下，一次性物品、棉块、纱布等污物放在医用垃圾袋内。

（14）协助患者摆好体位，整理床单位。

（15）七步洗手法洗手。

【注意事项】

（1）注意操作时要随时观察患者的病情变化，如有呛咳应暂停操作，协助吸痰。

（2）观察污染纱布及伤口分泌物的颜色、性质，若有异常应及时送检做分泌物培养及药物敏感性试验。

（3）铜绿假单胞菌感染伤口者最后给予换药，非一次性用物单独放置或处理。

（4）操作时注意给患者保暖。

第十九节　消毒气管内套管

气管切开术是临床抢救危重患者的重要措施，为防止术后并发症的发生避免交叉感染，消毒气管内套管十分关键。

【目的】

（1）防止痰液黏稠堵塞套管，引起呼吸不畅。

（2）防止痰液积聚，引起感染。

【用物准备】

一次性无菌换药盘（内有弯盘1个、止血钳1把、枪状镊1把、剪口纱布1块、75%酒精棉块若干，生理盐水棉块2~3块）、治疗巾1块、胶布、医疗垃圾袋1个、快速手消毒液、84消毒罐。

【操作步骤】

（1）洗手、戴口罩。

（2）戴手套摘下内套管，浸泡在1000mg/L的84消毒液罐内，（喉癌与喉狭窄的套管要分开放置），浸泡10分钟。

（3）用清水及毛刷将套管内外刷洗干净。

（4）刷好后，浸泡在4%次氯酸钠消毒液中，10~15分钟。

（5）更换手套。

（6）取出内管后，用生理盐水冲洗套管，弧度向下为患者佩戴，固定内套管。

（7）摘手套、洗手。

【注意事项】

（1）摘管时要一手按住外套管，一手顺其弧度取下内管。

（2）戴管时要卡牢外套管，以免内管脱出。

（3）消毒内管时间不宜过长，否则外管内分泌物结痂，内管不易再放入。

（4）每天消毒内套管2次。堵管患者每天消毒内套管1次。痰液较多随时刷洗消毒。

第二十节 经气管套管吸痰法

气管切开术是目前急救医疗中解除呼吸道梗阻，抢救危重患者生命的重要措施之一。气管套管吸痰是气管切开术患者应用的最基本的护理技术，如果吸痰操作不当可引起很多并发症，如缺氧、肺不张、肺内感染以及血流动力学异常等。

【目的】

（1）观察分泌物性质，了解伤口恢复情况。

（2）防止套管堵塞，保持清洁，防止感染。

【护理评估】

（1）操作前告知患者经气管套管吸痰法的操作方法及注意事项，使患者具有充分思想准备，取得患者配合。

（2）治疗前询问病史，并做好治疗记录。

【用物准备】

负压吸引装置一套、可调压吸痰管、手套及快速手消毒液。

【操作步骤】

（1）洗手，戴口罩、手套。

（2）患者取坐位或仰卧位。

（3）吸痰前先检查吸痰装置是否连接紧密、打开吸痰器开关阀。

（4）使用生理盐水冲洗吸痰管湿润管壁，同时确认吸痰压力是否适宜（常规为150mmHg）。

（5）用手拿住距离吸痰管前端5cm的地方，沿着套管壁弧度插入套管内，吸痰管插入深度以越过套管口为宜。

(6) 用拇指压住吸痰管压力调节孔，开始吸痰，吸痰时在向上提拉的同时左右旋转吸痰管。

(7) 每次吸痰时间不应超过15秒，吸痰不宜太频繁，以免刺激伤口。

(8) 如痰液黏稠，可先为患者叩背，并加强套管内点药（或生理盐水）；常规每4小时滴1次生理盐水。

(9) 吸痰完毕后，拇指松开压力调节孔，迅速抽出吸痰管，用生理盐水冲洗连接管。

(10) 关闭吸痰器的开关阀，摘手套，洗手。

【注意事项】

(1) 吸痰时注意吸痰管深度要适宜，勿持续吸引，吸引时间不应超过15秒。

(2) 观察痰的颜色、性质和量。

(3) 吸痰不宜太频繁，以免刺激伤口，随时观察患者的病情变化。

(4) 吸痰后要冲洗吸引管，吸痰管为一次性使用。

第二十一节 穴位封闭及穴位注射法

封闭疗法，是将药液注射到病变部位，以达到治疗目的。它具有给药直接、疗效迅速的优点。穴位注射是根据所患疾病选择相应的药物和穴位，通过针刺和药物的双重作用来达到治疗作用。

【目的】

镇静、镇痛、扩张血管、改善神经组织的营养。

【护理评估】

(1) 操作前告知患者穴位封闭及穴位注射法的操作方法及注意事项，使患者具有充分思想准备，取得患者配合。

(2) 治疗前询问病史，并做好治疗记录。

【用物准备】

注射器、棉签、安尔碘、棉块。

【操作步骤】

（1）洗手、戴口罩。

（2）根据医嘱，核对患者床号、姓名、药液名称、浓度、时间、用法、有效期，检查药液有无沉淀、是否变质。

（3）推车至患者床旁，核对患者姓名及药品名称，做好操作前的解释工作。

（4）协助患者取坐位。

（5）常规皮肤消毒。

（6）核对患者姓名及药品名称。

（7）取 2ml 或 5ml 注射器抽取药液换 TB 针头沿穴位垂直进针约 0.5cm。

（8）轻轻移动针头，询问患者所刺部位是否有酸胀感，如有即可推入药液的半量，同法治疗对侧（如需注射多个穴位，可将药液均匀分开）。

（9）推药完毕后，拔针，以棉块按压片刻即可。

（10）再次核对患者的姓名和药品名称。

（11）七步洗手法洗手。

（12）再次向患者讲解注射的目的，给予针对性的健康宣教。

【注意事项】

（1）选穴少而精，一次不宜过多。

（2）严格掌握药物的性能、药理作用、剂量、配伍禁忌、不良反应和过敏反应等。

（3）严格执行无菌操作。

（4）注射神经干部位的穴位时，应尽量避开神经干，或针尖深度稍浅于神经干通过的组织深度为宜。

第三章　耳科患者的护理

第一节　先天性耳前瘘管患者的护理

先天性耳前瘘管是一种最常见的先天性耳畸形。瘘管是一种有分支而弯曲的盲管，多为单侧性，也可为双侧。瘘口多位于耳轮脚前，另一端为盲管。因胚胎时期形成耳郭的第1、2鳃弓的6个小丘样结节融合不良或第1鳃沟封闭不全所致。

【临床表现】

先天性耳前瘘管出生时即存在，瘘管大都开口于耳轮脚前上方和耳屏前方，挤压时可排出少量黏液，或乳白色分泌物从瘘口溢出。平时无自觉症状，感染时，局部出现红肿、疼痛、溢脓。若反复感染者，可形成脓肿，瘘管周围或其远端皮肤发生溃烂，局部形成脓瘘或瘢痕。

【辅助检查】

（1）常规检查：①血常规、尿常规；②凝血功能；③感染性疾病筛查（乙肝、丙肝、梅毒、艾滋病等）；④心电图检查。

（2）根据患者病情可做血糖、肝肾功能、电解质、X线胸片等检查。

【治疗原则】

患者一般在合并感染时即来医院就诊。无症状者不需要治疗；如有感染化脓则需用抗生素控制感染；如有脓肿形成则要切开排脓，局部换药治疗。待感染控制，局部愈合再施瘘管切除术。术前注入少许亚甲蓝，术时将瘘口周围皮肤做一梭形切口，在探针指引下，沿蓝色瘘管及其分支一次彻底切除。术时若残留，日后复发，再次手术即甚困难。

【护理评估】

（1）健康史

评估患者是否有其他先天性疾病，是否有瘘管反复感染史，近期是否有急性感染等情况。

（2）身体状况

管腔壁为复层扁平上皮，含有毛囊、汗腺、皮脂腺等，挤压时有少量白色黏稠性或干酪样分泌物从管口溢出。平时无症状，继发感染时出现局部红肿疼痛或化脓。反复感染可形成囊肿或脓肿，破溃后则形成脓瘘或瘢痕。

（3）心理-社会状况

因担心感染破溃及手术会遗留瘢痕，影响美观，而产生焦虑心理。护士应多关心患者，并讲解疾病相关知识，以满足其对疾病的认知。

【护理诊断】

（1）有感染的危险

与抵抗力下降或细菌入侵引起感染化脓有关。

（2）知识缺乏

缺乏先天性耳前瘘管日常及手术后的自我护理知识。

【护理措施】

（1）术前护理

1）心理护理做好疾病的健康教育。争取手术配合。患儿入院后，往往由于全身使用抗生素和局部切开引流排脓后，症状缓解，家长以为已经痊愈，孩子又害怕手术，因此不愿接受手术治疗。其实非手术治疗并不能消除暴露的瘘口，加上小孩卫生意识和抵抗力较差，一旦瘘口进入水、污垢、病菌等极易引起感染。如果反复感染或形成瘢痕，会给患者带来身体上的痛苦，甚至影响其面部美观，故及时、合理的手术治疗是非常必要的。在健康教育中要说明疾病特点、手术的必要性。争取患儿及家长配合。

2）脓肿切开的护理：瘘管脓肿形成时，在术前行脓肿切开引流术。将脓肿周围毛发剃掉并清洗干净，常规消毒，局部麻醉，选择脓肿波动感最明显处下方或体位引流最低部位经皮纹方向切开，先用过氧化氢，再用生理盐水甲硝唑溶液或生理盐水加庆大霉素 8 万 U 彻底清洗脓腔及瘘管。留置橡皮条引流后加压包扎。第二天起换药，换药时观察脓腔大小、瘘管周围皮肤有无溢脓形成，观察脓液颜色、量，为脓肿切开后选择手术方式和手术时机提供依据。换药时仍应用 2%过氧化氢局部冲洗，换药次数根据引流物多少而定。

3）一般常规护理：术前全身应用抗生素。观察患儿体温情况。在全身用药后 5~7 天，若体温正常，可择期手术。

（2）术后护理

1）体位护理手术均在静脉复合麻醉下进行，术后患儿去枕平卧头偏向患侧，直至完全清醒。清醒后即可选择患侧侧卧位，以达到清除无效腔、减少局部渗血、预防感染的目的。

2）出血的护理术后局部加压包扎以达到止血的目的。观察局部敷料是否清洁、干燥，若渗血较多，请示医生，协助查明出血原因，排除因手术原因导致的出血，采取局部加压止血的方法均能达到止血目的。

3）局部护理：术后 24~48 小时后去除包扎敷料予以换药。局部用 75%酒精消毒后，再行 TDP 灯照射。TDP 灯照射具有消炎、镇痛，促进上皮生长，加速伤口愈合的效果。照射时，TDP 灯治疗头对准患处，照射时间 30 分钟。照射时一定要专人守护，随时触摸患儿照射部位，感受皮温，调整照射距离，避免烫伤。照射完毕，以无菌敷料覆盖。

【健康教育】

（1）指导患儿及家长出院后进行正确的伤口护理，注意观察伤口有无红、肿、痛、渗液等，应保持伤口清洁、干燥。勿用手自行挤压瘘管，避免污水进入瘘管。避免挖耳，防止外伤。避免碰撞伤口。

（2）术后注意休息，防感冒。加强锻炼，增强机体抵抗力。

（3）术后 3 周回院复诊。

第二节 先天性小耳畸形

先天性小耳畸形，又称先天性小耳畸形综合征，是由于耳郭先天发育不良所造成的一种小耳畸形，常伴有外耳道闭锁、中耳畸形和颌面部畸形，其发生率因地域、种族各异。

【临床表现】

根据畸形程度可将小耳畸形分为三度：Ⅰ度耳郭各部分尚可辨认，只是耳郭较小。Ⅱ度耳郭多数结构无法辨认，残耳不规则，呈花生状、舟状等，外耳道闭锁。Ⅲ度残耳仅为小的皮赘或呈小丘状。也可为耳郭完全没有发育，局部没有任何痕迹的称为无耳症。

【辅助检查】

（1）耳郭的 CT、MRI 检查

耳畸形的程度和类型。

（2）听力测试

听力损伤程度。

【治疗原则】

第一期为扩张器置入手术，即通过手术将 100ml 扩张器置入耳后乳突区。可在局部麻醉下，也可全身麻醉下进行，术后 1 周开始注水，每周 2 次或 3 次，1~2 个月完成注水。注水完成后，最好能持续扩张 3~6 个月，这样第二期手术时，皮瓣较薄，回缩较小，再造术后效果较好。也可在注水完成后即行第二期手术。

第二期为耳郭再造，即在术中取肋软骨进行雕刻而成支架，再利用耳部扩张的皮肤作为耳郭皮肤以完成耳郭再造。此期手术需住院，在全身麻醉下进行，此期术后休息约半年，待再造耳郭基本稳定，瘢痕软化后，再行第三期手术。

第三期是在已完成耳郭再造的基础上，进行耳垂转位、耳甲腔及耳屏再造，使再造的耳郭更加完美逼真。在已完成耳郭再造的基础上，进行外耳道成形，鼓室探查，鼓室成形术提高听力。先天性小耳畸形的患者在接受第三期的治疗后，耳朵从外形到功能基本恢复；这个手术持续的时间长，周期大，需要患者长时间的精心治疗。

【护理评估】

（1）健康史

了解患者的实际年龄，如为婴幼儿，则计算月龄。了解患儿的生活习惯、性格状况（此病患者常有性格孤僻、内向）、健康状况、药物过敏史、手术史、家族遗传史等。

（2）身体状况

患者耳郭畸形分型、有无听力减退、有无眩晕、有无耳鸣等。

（3）心理-社会状况

护士应评估患者的听力情况以及听力下降对日常生活的影响，护士应多关心患者，减少因畸形导致外观形象改变而产生的焦虑、悲观情绪。

【护理诊断】

（1）疼痛

与手术切口有关。

（2）有感染的可能

与耳朵成形术有关。

（3）焦虑的可能

担心术后耳朵的外形能否恢复正常有关。

（4）知识缺乏

缺乏先天性小耳畸形成形术后的自我护理。

【护理措施】

（1）术前准备要点

术前指导、术侧皮肤清洁、术前抗感染治疗。

（2）术后护理要点

全身麻醉术后护理常规、术侧敷料观察、术后防止并发症。

（3）术前护理措施

1）按耳鼻喉科术前护理常规。

2）全面评估患者：包括健康史及相关因素、身体状况、生命体征，以及神志、精神状态、行动能力等。

3）心理护理：给予患者同情、理解、关怀、帮助，告诉患者不良的心理状态会降低机体的抵抗力，不利于疾病的恢复，解除患者的紧张情绪，以便更好地配合治疗和护理。

4）饮食护理：指导患者多进食富有营养、易消化、口味清淡的食物，以加强营养，增进机体抵抗力。

5）术前指导：说明手术治疗的必要性。介绍手术医师的临床经验及技术水平。介绍手术的大致过程及配合方法。

6）术前准备

物品准备：准备术中用物，如病历、X 线胸片、CT、MRI 等各种检查结果。

患者准备：①全面评估患者的一般情况，包括体温、脉搏、呼吸、血压、神志、行动能力、健康史、精神状态及身心状况等；②遵医嘱给予术区备皮、应用抗生素等；③肠道准备：夜间 20:00 行开塞露清洁灌肠，24:00 后禁食、禁水；④睡前遵医嘱给予地西泮口服，保证患者良好睡眠；⑤手术当天晨禁食、禁水，遵医嘱注射术前针。

（4）术后护理措施

1）按耳鼻喉科术后护理常规和全身麻醉术后护理常规护理。

2）严密观察并记录生命体征的变化，包括体温、脉搏、呼吸、血压，每 4 小时 1 次。

3）专科护理

①术后体位叮嘱患者及其家属：绝不能侧卧位，尤其是患者熟睡后，一定要加强巡视，避免患耳受压。

②将引流管接至负压引流瓶，一般持续 7 天，每天更换 1 次；更换时，先关闭输液器，防止液体反流，注意无菌操作。观察引流液的颜色、性状及量，及时记录；量多时，随时更换，并及时通知医生。

③注意观察负压引流是否持续负压引流状态：引流如果未达到负压状态，应及时更换。

④防止引流管脱落：负压引流术后，患者在床上活动受限，不可突然大幅度活动，如需下床活动，注意固定好引流管，防止引流管脱出。

⑤Ⅰ期一般 3 天后拔管，Ⅱ期一般 5 天后拔管（换药时消毒，注意无菌操作）。

⑥皮瓣血供的观察，一般术后 3 天打开术区敷料，观察颞浅筋膜的血供，颜色。

⑦Ⅰ期术后可用止血药，Ⅱ期术后为了正常血供，不可用止血药，给予术侧颈部冰敷，防止出血。

⑧观察头皮剥离区，伤口有无渗血及血肿情况，如有异常及时报告

医生。

⑨胸部护理：因Ⅱ期胸部取肋软骨。

a. 防止伤口出血：胸带加压包扎；咳嗽、排便时，用手护住胸部伤口处，以减少振动带给伤口的压力，注意胸部张力。

b. 观察伤口处敷料有无渗血。

c. 防止肺部感染：鼓励患儿咳嗽、咳痰，定时雾化吸入，尽早下地活动。

d. 观察呼吸，有无气胸或原有气胸加重。

4）心理护理：住院期间给予患儿更多的关心及照顾，主动交流沟通使其有社会归属感。不要对其患耳有过多的评论，鼓励同病室的患者与其主动交流，消除自卑感。

【健康教育】

（1）常规耳部手术注意事项。

（2）心理护理：此类患者多为先天所致，少数因外伤所致，通常表现为性格内向，自卑感强，不善于与他人交流。护理人员应主动与患者沟通，让患者了解术后耳郭质感硬、弹性差的缺点，避免患者对术后效果期盼过高。

（3）告知患者，出院后术侧耳部避免撞击及睡觉时受压，同时注意保暖，防止冻伤。

第三节　耳郭外伤患者的护理

因耳郭外露于头两侧，极易遭受外力损伤。耳郭外伤是指各种外力因素造成的耳郭损伤。常见的耳郭外伤有挫伤、撕裂伤、切割伤、枪击伤和烧伤等。临床以前两者为多见，可单独发生，亦可伴发头面部损伤。

【临床表现】

（1）耳郭挫伤

可在皮下或软骨膜下积血形成血肿，表现为周部青紫或软骨膜下血肿。

（2）耳郭撕裂伤

可能是耳郭部分撕裂，也可能为全部撕脱，创缘多不整齐。

（3）耳郭切割伤

创缘多较整齐。

（4）耳郭枪击伤

组织多有缺失。

（5）耳郭烧伤

依其烧伤程度可见局部红肿、水肿、溃烂、皮肤和软骨坏死，晚期瘢痕组织增生，耳郭发生粘连或畸形。

【辅助检查】

（1）耳部检查

咽鼓管检查，中耳和乳突检查，听力检查，前庭功能检查。

（2）耳鼻咽喉 CT 检查和 MRI 检查

明确耳部病变组织的性质。

（3）外耳检查

主要检查外耳道、耳郭、鼓膜有无异常。

（4）耳郭检查

主要以望诊和触诊为主，观察耳郭有无畸形、红肿、损伤。

【治疗原则】

（1）挫伤引起的小的软骨膜下血肿，以注射器将积血抽出后加压包扎即可；大块的血肿或已凝成血凝块者，则需切开取出凝血块，缝合后加压包扎。处理时需严格无菌操作，防止继发感染。

（2）对有创面的损伤，应彻底清洗伤口，止血、清创、缝合，注意软骨膜不应缝合。清创时应尽可能地保存组织，以免导致严重畸形。

（3）耳郭烧伤多为大面积烧伤之一部分，治愈后常遗严重畸形。

（4）预防感染：可全身使用抗生素如磺胺类药物，对于有创面的不洁损伤，还应注意破伤风抗毒素注射前应做 TAT 皮肤试验，以免发生过敏性休克。

【护理评估】

（1）健康史

①询问患者外伤史，了解受伤的时间、场所、致伤物和外力大小，以及是否采取应急处理措施等。

②了解患者耳部既往状况。

③评估患者有无合并头面部损伤等。

（2）身体状况

根据受伤原因和外力大小，不同时期的症状也有所不同。早期多为血肿、出血和耳郭断裂，受损处易感染；后期多为耳郭缺损、畸形。

①挫伤：轻者，表现为皮肤擦伤或红肿；重者，皮下或软骨膜下出现紫红色血肿，面积与外力大小有关。

②撕裂伤：轻者，耳郭仅有较小裂口和少量出血；重者，可有耳郭缺损、部分或全部离断，大出血多为颞浅动脉或耳后动脉受损。

（3）心理-社会状况

评估患者年龄、性别、受教育程度、性格特点、职业及家庭经济状况等，了解其对耳外伤危害性认知程度。患者可因担心预后不良、局部畸形导致外观形象改变而产生焦虑、悲观情绪。通过与患者沟通交流，了解其心理状态。

【护理诊断】

（1）急性疼痛

与耳郭机械性损伤有关。

（2）有感染的危险

与耳郭完整性受损、污染有关。

（3）焦虑

与局部症状较重、担心疾病预后有关。

（4）自我形象紊乱

与耳郭完整性受损、耳郭畸形有关。

【护理措施】

（1）告知患者疼痛的原因和可能持续的时间，同时积极协助医生处理伤口，减轻疼痛。

（2）观察耳郭的温度和颜色，注意生命体征变化，发现异常及时通知医生。

（3）遵医嘱应用抗生素，观察用药后反应。

(4) 与患者交流，帮助患者减轻心理压力。

【健康教育】

(1) 讲解疾病相关知识，指导患者注意保护外耳，避免外力碰撞。

(2) 冬季注意耳部保暖，防止耳郭冻伤。

第四节 鼓膜外伤患者的护理

鼓膜位于外耳道底部，结构菲薄，受到直接或间接外力冲击后易造成穿孔、破裂等损伤，多发生在鼓膜紧张部。鼓膜外伤可分为直接性损伤和间接性损伤，前者多见于用硬物挖耳、取耵聍或外耳道异物时；后者多为空气压力发生急剧变化所致，如掌击耳部、巨大爆破声、高台跳水、潜水等。此外，颞骨纵行骨折、火花溅入、小虫飞入亦可造成鼓膜损伤。鼓膜外伤可导致听力下降和继发中耳腔可导致听力下降。

【临床表现】

(1) 症状

鼓膜破裂后，可突感耳痛、听力下降、耳鸣，少量出血和耳内闷塞感。爆震伤还可出现眩晕、恶心或混合性聋。

(2) 体征

鼓膜充血，鼓膜多呈裂隙状穿孔，穿孔边缘有少量血迹，外耳道有时可见血迹或血痂。若出血较多，常合并外耳道皮肤损伤，甚至颞骨骨折。颞骨骨折伴脑脊液漏时，可见有清水样液渗出。

【辅助检查】

(1) 耳镜检查

可见外耳道少量血迹，鼓膜多呈不规则裂隙状穿孔，边缘有少量血迹或血痂；颞骨骨折伴脑脊液耳漏时，出血量较多并有清水样液流出。

(2) 听力检查

为传导性耳聋或混合性耳聋。

【治疗原则】

（1）取出外耳道异物、耵聍等，用酒精擦拭外耳道及耳郭，并在外耳道口留置消毒棉球，防止脏物进入耳内。

（2）必要时应用抗生素控制和预防感染。

（3）大多数外伤性穿孔 3~4 周内可自行愈合，较大且经久不愈的穿孔可行鼓膜修补术。

【护理评估】

（1）健康史

①询问患者外伤史，了解患者受伤原因、经过以及有无突发耳聋、听力减退等情况。

②了解患者有无用硬物挖耳等不良习惯。

（2）身体状况

①单纯鼓膜外伤，表现为突发耳痛、听力减退伴耳鸣、耳闷，外耳道少量出血。

②如内耳受损，还可出现眩晕、恶心及混合性聋。

③合并颞骨骨折时，则有耳出血、脑脊液耳漏表现。

（3）心理-社会状况

评估患者年龄、性别、受教育程度、性格特点、职业及家庭经济状况等，了解其对本病的认知程度。患者由于症状突然发生，没有思想准备，常出现后悔自责的心理，同时又担心听力不能恢复而焦虑不安。通过与患者沟通交流，了解其心理状态。

【护理诊断】

（1）急性疼痛

与外力冲击、鼓膜外伤有关。

（2）感知障碍：听力减退

与鼓膜穿孔或内耳受损有关。

（3）有感染的危险

与鼓膜穿孔处理不当有关。

（4）焦虑

与听力减退有关。

（5）知识缺乏

缺乏预防鼓膜外伤的相关知识。

【护理措施】

（1）一般护理

①眩晕者，嘱其卧床休息，注意行动安全。

②给予清淡、半流质饮食。

③禁止洗耳、滴耳。可用小棉签小心清除外耳道异物或血迹，在外耳道口可放置一个消毒酒精棉球，防止外界污物进入中耳。

（2）治疗配合

①耳痛特别剧烈时，遵医嘱给予口服镇痛药。

②若出现眩晕、呕吐时，遵医嘱给予口服改善眩晕及呕吐的药物，严重者给予静脉滴注。

③遵医嘱给予广谱抗生素 3～7 天，防止继发感染。

④鼓膜穿孔 4 周内不能自行愈合的患者，需行鼓室成形术、鼓膜修补术。

（3）病情观察

单纯鼓膜穿孔，多在伤后 3～4 周自然愈合。重点观察耳道内是否有脓性分泌物。注意了解听力下降、耳鸣等症状是否改善，如有异常应及时通知医师。

（4）心理护理

鼓膜穿孔后及时就诊治疗不会影响听力，向患者讲解相关的知识，消除患者焦虑不安的心理，积极配合治疗。

【健康教育】

（1）告知患者外伤后 3 周内外耳道不可进水或滴药，勿用力擤鼻、打喷嚏等，避免继发中耳感染影响鼓膜愈合。

（2）养成良好的卫生习惯，不可用发夹、木签等硬物挖耳，取耵聍时应选择恰当的用具，手法要小心适度，避免伤及鼓膜。

（3）遇到爆破情况或进行跳水、潜水时，注意保护双耳。

（4）预防上呼吸道感染，避免来自鼻咽部的感染。

第五节 耳郭假性囊肿

耳郭假性囊肿是指耳郭外侧面有囊肿样隆起，内含浆液性渗出液。多发于一侧耳郭，以男性居多，好发年龄在 30～40 岁。病因不明，可能与某些机械性刺激有关，如硬枕压迫、经常触摸或挤压耳郭等，造成局部微循环障碍，使组织间呈无菌性炎性渗出液积聚。

【临床表现】

(1) 症状

多无明显外伤史，可能与局部受机械性压迫有关。多由患者无意中发现耳郭前上方局限性隆起，可伴耳郭局部胀满感及轻度压痛。

(2) 体征

隆起处多位于耳郭的舟状窝或耳甲腔，呈椭圆形或圆形，边界清楚，皮肤颜色正常，触之有囊性感，透光度良好。穿刺抽液，可抽出淡黄色清亮或暗红色的液体。

【辅助检查】

(1) 常规检查

①血、尿、便常规检查。

②穿刺液培养+存放。

③胆红素总量，直接胆红素，总蛋白的球蛋白检查。

(2) 病理检查

确定声肿的性质。

【治疗原则】

(1) 起病初期或为小囊肿，可用冷敷、超短波、紫外线照射等理疗方法，以促进渗液吸收并控制继续渗出。

(2) 无菌状态下行局部穿刺抽液，给予加压包扎；也可在抽液后囊腔内注入平阳霉素、2%碘酊、肾上腺皮质激素、氟尿嘧啶等药物，再加压包扎，以防止液体再生，促进囊壁粘连愈合。

(3) 久治不愈者可行手术治疗，切除部分囊壁，清除积液后加压包扎。

【护理评估】

（1）健康史

询问并了解患者睡眠用枕的硬度和睡眠时的习惯卧姿，有无挤压耳郭的情况发生，以及患者是否有经常触摸耳郭的习惯等。

（2）身体状况

耳郭外侧面有局限性隆起，刺激后可增大。小囊肿无明显症状，大的囊肿可有胀感或痒感，触之有波动感，无压痛。

（3）心理-社会状况

评估患者的年龄、生活习惯等，了解患者对本病的认知程度。患者可因疾病相关知识缺乏而产生不良情绪。通过与患者沟通交流，了解其心理状态。

【护理诊断】

（1）舒适改变

与耳郭软骨间积液有关。

（2）知识缺乏

缺乏耳郭假性囊肿的预防和护理知识。

【护理措施】

（1）观察病情，询问患者有无不适感。

（2）协助医生在严格无菌状态下行局部穿刺抽液，并给予加压包扎。

（3）对行物理疗法的患者，应认真执行操作规程，并告知患者治疗目的和相关注意事项。手术治疗的患者，按耳部手术前、后常规护理。

【健康教育】

（1）平时应注意避免对耳郭的机械性刺激，如枕头不宜过硬，勿经常触摸或挤压耳郭等，防止造成局部微循环障碍。

（2）告知患者保持耳郭囊肿部位清洁，勿乱敷药物，以免继发感染引起化脓性软骨膜炎而导致耳郭畸形。

第六节　外耳道炎患者的护理

外耳道炎是细菌感染引起外耳道皮肤或皮下组织弥漫性的非特异性

炎症，是外耳最常见的疾病之一，在潮湿的热带地区发病率相对较高，又称“热耳病”。常见于外耳道的软骨部，根据病程将外耳道炎分为急性弥漫性外耳道炎和慢性外耳道炎，其中急性弥漫性外耳道炎较常见。

【临床表现】

（1）症状

耳痛，常伴有耳瘙痒感、灼热感，严重者张口、咀嚼时疼痛加剧，同时伴有耳鸣和不同程度的听力下降。婴幼儿表现为不明原因的哭闹，伴发热。

（2）体征

外耳道皮肤轻度充血，肿胀。严重者外耳道可见少量分泌物，早期是稀薄的浆液性，晚期可见稠厚的脓性分泌物。牵拉耳郭和按压耳屏时有疼痛感。鼓膜基本正常。

【辅助检查】

（1）耳镜检查，了解鼓膜及外耳道皮肤的肿胀情况。

（2）分泌物的细菌培养及药敏试验。

【治疗原则】

清洁外耳道，使局部分泌物引流通畅，保持局部皮肤干燥，维持外耳道处于酸性环境。根据分泌物细菌培养结果，合理使用敏感抗生素。慢性者可联合应用抗菌药物和糖皮质激素类合剂、糊剂或霜剂局部涂敷。当外耳道皮肤红肿、渗血、破溃严重时，可将消炎消肿纱布条置于外耳道处。耳痛剧烈时可适当应用镇痛剂。

【护理评估】

（1）健康史

评估患者耳部不适及疼痛的程度，分泌物流出及持续的时间；患者是否有明显诱因，如沐浴时有水进入外耳道、局部皮肤损伤等；是否有全身性疾病，如糖尿病、慢性肾炎等。

（2）身体状况

耳痒、疼痛、灼热及不适感，严重时可影响睡眠。小儿表现为哭闹、烦躁，频频用手抓耳等。外耳道皮肤充血、红肿、糜烂、渗出。

（3）心理-社会状况

由于耳痛、耳痒及有分泌物流出等症状，导致患者洗头、沐浴等日常清洁活动受到影响，患者易产生焦虑情绪。护士应评估患者的卫生习惯、居住环境、文化层次、职业等因素，主动与患者沟通，了解患者目前的身心状况，对患者进行安慰与日常生活指导。

【护理诊断】

（1）舒适的改变

耳痛、耳痒，与炎症刺激有关。

（2）体温升高

与细菌感染有关。

（3）知识缺乏

缺乏外耳道炎的防治知识。

【护理措施】

（1）一般护理

①清洁外耳道，保持外耳道局部的清洁、干燥。

②嘱患者多饮水，清淡饮食，忌食辛辣刺激性食物。

③患病后禁止挖耳，避免对局部的刺激，以免加重感染和疼痛。

（2）治疗配合

①耳痒者，遵医嘱给予口服抗组胺药物，并观察有无药物不良反应。

②局部未化脓者给予局部热敷，促进炎症吸收。

③有脓肿形成者，遵医嘱及时切开引流，用3%过氧化氢溶液清洁外耳道，每天1~2次。

④疼痛剧烈者，遵医嘱给予镇静药或镇痛药。

⑤外耳道有炎症时遵医嘱用含抗生素的滴耳液滴耳。

⑥遵医嘱给予广谱抗生素，根据病情需要酌情给予少量糖皮质激素。

（3）病情观察

观察患者耳痛、耳痒等不适是否减轻，应用抗生素和抗组胺药的疗效及其不良反应，如滴耳液过敏、嗜睡等。长期用抗生素滴耳液滴耳可能引起二重感染，应注意。必要时可做细菌培养和药物敏感性试验。若合并真菌感染时，外耳道奇痒，分泌物增多，外耳道深处可见灰白色或灰黑色团块状物，清除后很快又出现，若出现此种情况需及时处理。

【健康教育】

（1）指导患者及家属正确滴耳药的方法。

（2）用药后如果感觉有耳部症状加重，应及时就医，确定是否为局部药物过敏。

（3）坚持用药治疗，直至完全治愈，避免复发或迁延不愈。

（4）指导患者加强个人卫生，经常修剪指甲，避免挖耳损伤皮肤。炎症期间不要从事水上运动。

（5）保持外耳道皮肤清洁干燥。洗头、游泳、沐浴时不要让水进入外耳道；如有水进入外耳道内，及时用无菌棉签或柔软的纸巾放在外耳道口将水吸出。

第七节　外耳道疖患者的护理

外耳道疖是外耳道皮肤的局限性化脓性炎症。好发于耳道软骨，常见于热带、亚热带地区或炎热潮湿的夏季。

【临床表现】

（1）症状

早期为剧烈跳动性耳痛，张口、咀嚼时加重，可放射至同侧头部。多感全身不适，甚或影响睡眠、工作。疖肿堵塞外耳道时听力可减退。疖肿溃破后则症状减轻。

（2）体征

外耳道软骨部可见局限性红肿，触痛非常明显，牵引耳郭或压迫耳屏时疼痛加剧。疖肿成熟时，红肿处变软，顶部的脓头呈黄或白色，溃破后则有少量脓液流出。脓之特点为量少、稠厚，有时带血，无黏液，故与中耳炎不同。

【辅助检查】

（1）实验室检查可有白细胞计数升高。

（2）脓液做细菌培养和药敏试验。

（3）耳镜检查可见外耳道软骨部局限性红肿隆起，中央有白色脓栓，触之有波动感，脓液黏稠。

【治疗原则】

（1）局部治疗

根据疖的不同阶段采取不同的治疗方法：早期可敷用鱼石脂甘油纱布条，配合物理治疗、微波治疗，可起到消炎消肿、缓解疼痛的作用；当疖肿成熟而未破时，及时切开引流，局部应用抗生素纱条填压，以防止肉芽形成或耳道狭窄。

（2）全身治疗

应用抗生素控制感染，必要时使用镇静剂、镇痛剂。

【护理评估】

（1）健康史

评估患者耳部疼痛、脓液分泌及持续时间。了解患者有无明显诱因。

（2）身体状况

早期剧烈耳痛，张口、咀嚼或说话时加重，严重时放射至同侧头痛。患者多感觉全身不适，体温或可微升。疖肿堵塞外耳道时，可有耳鸣及耳闷。检查有耳郭牵引痛及耳屏压痛，外耳道软骨部可见隆起的疖肿。脓肿成熟破溃后，外耳道内有脓血或脓液流出。外耳道后壁疖肿可使耳后沟及乳突区红肿，严重者体温升高伴有全身不适，引起耳前或耳后淋巴结肿大、疼痛。

(3) 心理-社会状况

患者因耳痛、发热等症状影响食欲及睡眠，可导致烦躁不安。合并其他全身性疾病者常有焦虑、恐惧心理。护士应评估患者的情绪状况、对疾病的认知程度以及对疼痛的耐受力等。

【护理诊断】

(1) 急性疼痛

与外耳道疖引起的炎症反应有关。

(2) 体温升高

与炎症引起的全身反应有关。

【护理措施】

(1) 遵医嘱口服或注射抗生素控制感染，多选用青霉素类或头孢菌素类抗生素，注意观察药物的不良反应。剧烈疼痛者可用2%碳酸甘油滴耳或给予镇痛药，注意镇痛效果的评价。

(2) 疖肿成熟后及时挑破脓头或切开引流。用3%过氧化氢清洁外耳道脓液及分泌物。可放置无菌纱布条或橡皮引流片引流，每天换药，注意观察引流情况。

(3) 遵医嘱使用滴耳液，观察患者用药后有无眩晕等症状。

【健康教育】

(1) 指导患者纠正不良挖耳习惯。

(2) 游泳或洗头时戴耳塞，污水入内时应立即拭干，保持外耳道清洁、干燥。急性期和治疗恢复期均应禁止游泳。

第八节 外耳道异物患者的护理

外耳道异物是指体积小的物体或虫类等进入外耳道。通常可分为植物性异物（如豆类、谷类、小果核等）、动物性异物（如昆虫、水蛭等）和非生物性异物（如小玩具、铁屑、石子、纱条等）三种。多见于儿童，因小儿玩耍时喜将小物体塞入耳内。成人亦可发生，多系挖耳或外伤时遗留小物体或昆虫侵入等。偶有治疗外耳道或中耳疾病时若不注意，可将纱条、棉花等遗留于外耳道内。

【临床表现】

（1）根据异物大小、种类、形状可引起不同临床症状。小而光滑无刺激异物可久留于外耳道而无症状；异物较大可阻塞外耳道，产生听力障碍、不适；锐利异物可刺激产生疼痛，甚至损伤外耳道及鼓膜；活的昆虫在外耳道内躁动，可产生明显耳痛，耳内响动难以忍受。

（2）检查外耳道可清晰看到异物，由于患者就诊时多已自行掏挖，致异物常嵌顿于外耳道峡部，但如为长期存留被忽略的异物，可被耵聍包裹，或继发感染引起外耳道肿胀、狭窄，影响异物观察。

【辅助检查】

耳镜检查可见明显异物。如外耳道肿胀或异物细小并有异物史者，检查时应小心仔细。

【治疗原则】

（1）根据异物的种类、大小和形状，选择合适的器械和正确的方法取出。

①植物性及非生物性异物，可用耳钩或耳镊取出。对已泡胀的豆类异物，先用95%酒精滴入，使其脱水缩小后再行取出。对较硬的或圆球形异物，如小石子、玻璃球等，可沿外耳道与异物之间的缝隙轻轻将耳钩伸入异物内侧，边松动边向外拨动取出异物，如异物较为锐利，取出的过程中应注意使其尖部避开外耳道皮肤。对较软的异物，可将耳钩直接刺入其中轻轻拉出。

②动物性异物，先用植物油或酒精等滴入耳内，待虫死后，再用镊子取出或用冲洗法冲出。

（2）如异物嵌入外耳道皮下或骨质中，可考虑在麻醉状态下手术取出。对躁动不合作、异物较难取出的小儿，需在全麻下进行。

（3）外耳道感染者，可先行抗炎治疗，炎症控制后再取出异物；或将异物取出后积极治疗外耳道炎。

【护理评估】

（1）健康史

①询问患者年龄，是否有将异物塞入耳内以及异物的种类。

②询问患者休息环境是否有土栽植物，有无挖耳习惯或耳外伤史，有无剧烈耳痛、噪声等。

③评估患者耳道有无肿胀、畸形等。

（2）身体状况

①小的无刺激性的异物通常无明显症状，体积较大者可有耳闷胀感、耳痛和反射性咳嗽等症状。

②豆类异物遇水膨胀后可加剧外耳道疼痛，患儿多表现为用手不停抓挠患耳，哭闹不止。活虫类异物可致耳内奇痒难忍，有明显的轰鸣声。坚硬锐利的异物可损伤鼓膜，疼痛明显。

（3）心理-社会状况

评估患者的年龄、生活环境等，了解患者有无挖耳习惯及对本病的认知程度。有时患者可因知识缺乏而产生恐惧心理。通过与患者沟通交流，了解其心理状态。

【护理诊断】

（1）急性疼痛

与外耳道异物刺激或感染有关。

（2）有鼓膜损伤的危险

与异物性质或操作不当有关。

（3）知识缺乏

缺乏相关外耳道异物的预防和处理知识。

【护理措施】

（1）观察患者症状，遵医嘱应用抗生素，预防和控制外耳道感染。

（2）配合医生取出外耳道异物。

【健康教育】

（1）教育儿童不要将小玩物塞入耳内，成人应改掉用棉签棒、火柴棍等物挖耳的习惯，以防异物残留耳内。

（2）卧室内消灭蟑螂、尽量不要放置土栽植物等，野外露宿时要加强防护，防止昆虫进入耳内。

（3）告知患者一旦异物入耳，应及时就医，切勿盲目自行取异物，以免将异物推入甚至损伤鼓膜。

第九节　耵聍栓塞患者的护理

耵聍栓塞是指外耳道内的耵聍因腺体分泌旺盛或排出障碍，在外耳道堆积成团，并阻塞于外耳道内。常见于外耳道炎、异物、狭窄、油性耵聍排出困难等。

【临床表现】

（1）根据耵聍大小、阻塞部位及阻塞程度的不同，症状也有所不同。

①耵聍小、未完全阻塞耳道时，仅有局部瘙痒感。

②耵聍大、完全阻塞耳道时，有耳闷塞感、听力减退，可伴眩晕、耳痛。

③阻塞外耳道后壁时，可有咳嗽症状。

（2）如有感染，外耳道皮肤红肿致耳痛加剧，可有脓液。

【辅助检查】

（1）耳镜检查

可见黄色、棕褐色或黑色块状物阻塞外耳道，质地坚硬或松软。

（2）听力检查

为传导性听力损失。

【治疗原则】

取出耵聍是唯一的治疗方法。

（1）对较为松动、未完全阻塞外耳道的耵聍，可采取器械取出法。较硬者使用耵聍钩沿外耳道后上壁与耵聍之间轻轻进入外耳道深部，旋转耵聍钩钩住耵聍，慢慢取出；较软者使用枪状镊分次取出。

（2）对于坚硬、较难取出的耵聍，可采取外耳道冲洗法。先用3%~5%碳酸氢钠溶液滴耳，每天5~6次，待耵聍完全软化后用温水将耵聍冲出。有外耳道狭窄、急慢性化脓性中耳炎者，不宜采用此法，可在耵聍软化后用器械取出或用吸引器慢慢吸出。

（3）合并外耳道炎者，待炎症控制后再取耵聍。

【护理评估】

（1）健康史

了解患者有无外耳道炎症、狭窄、畸形、瘢痕、肿瘤等病史。老年人因下颌关节运动无力，也可致耵聍排出受阻。

（2）身体状况

部分患者可有耳闷、听力下降、耳痛等症状，耵聍压迫鼓膜可引起耳鸣、眩晕，若刺激迷走神经，可引起反射性咳嗽。

（3）心理-社会状况

评估患者年龄、性别、受教育程度、性格特点、工作环境等，有无经常挖耳习惯，了解其对本病的认知程度。通过与患者沟通交流，了解其是否有恐惧、焦虑等心理状态。

【护理诊断】

（1）感知障碍

与听力减退有关。

（2）有感染的危险

与外耳道进水或皮肤损伤有关。

（3）有继发损伤鼓膜的危险

与耵聍性质和操作不当有关。

（4）知识缺乏

缺乏预防和处理耵聍栓塞的相关知识和技能。

（5）舒适的改变

耳闷、耳痛、眩晕，与耵聍遇水膨胀压迫有关。

【护理措施】

（1）观察患者有无听力下降等症状，合并外耳道感染者，遵医嘱给予抗生素口服，待感染控制后再取出耵聍。

（2）配合医生取耵聍时，操作要轻柔，注意保持周围环境安全，避免他人撞击，以免伤及外耳道皮肤及鼓膜。

（3）对耵聍坚硬难以取出的患者，遵医嘱按时滴耳药，并观察耵聍软化情况。

【健康教育】

（1）对耵聍腺分泌过盛或耵聍排出受阻的患者，嘱其定期清除，防止耵聍堆积成团。

（2）减少诱发因素，如建议患者减少摄入脂类食品，改掉经常挖耳的不良习惯，积极治疗外耳道炎，改善生活和工作环境等。

（3）教会患者正确取耵聍的方法，避免伤及鼓膜。

第十节　分泌性中耳炎患者的护理

分泌性中耳炎又称渗出性中耳炎，是以鼓室积液和传导性聋为主要特征的中耳非化脓性炎性疾病。而当中耳积液黏稠呈胶冻状时，称胶耳。多发于冬春季，是成人和儿童常见的听力下降原因之一。本病按病程可分为急性和慢性两种，急性分泌性中耳炎炎症未愈，病程延续6~8周者，可称为慢性分泌性中耳炎。慢性分泌性中耳炎也可缓慢起病或由急性分泌性中耳炎反复发作，迁延转化而来。

【临床表现】

(1) 症状

①听力下降：急性分泌性中耳炎病前大多有上呼吸道感染史，以后听力逐渐下降，伴自听增强。当头位变动，如前倾或偏向患侧时因积液离开蜗窗，听力可暂时改善。小儿大多表现为对别人的呼唤声不予理睬，看电视时要调大音量，学习时注意力不集中，学习成绩下降等。

②耳痛：起病时可有轻微耳痛，慢性者耳痛不明显。

③耳内闭塞感：耳内闭塞感或闷胀感是常见的主诉之一，按压耳屏后该症状可暂时减轻。

④耳鸣：部分患者有耳鸣，多为间歇性，如“噼啪”声。当头部运动，打呵欠或擤鼻时，耳内可出现气过水声，但若液体很黏稠，或液体已完全充满鼓室，此症状缺如。

(2) 体征

鼓膜急性期时松弛部充血，或鼓膜轻度弥漫性充血。鼓膜内陷，表现为光锥缩短、变形或消失，锤骨柄向后上移位，锤骨短突明显向外突起，鼓室积液时，鼓膜失去正常光泽，呈淡黄色、橙红色或琥珀色，积液多时鼓膜向外凸。

【辅助检查】

(1) 音叉试验

林纳试验阴性，韦伯试验偏向患侧。

(2) 纯音听力测试

示传导性听力损失。听力下降的程度不一，重者可达 40dB，轻者为 15~20dB。听阈可随积液量的改变而波动。听力损失一般以低频为主，由于中耳传音结构及两窗阻抗的变化，高频气导及骨导听力也可下降。少数患者可合并感音神经性听力损失。

(3) 声导抗测试

声导抗图对诊断有重要价值。平坦型（B 型）是分泌性中耳炎的典型曲线，负压型（C 型）示鼓室负压，咽鼓管功能不良，其中部分中耳有积液。

(4) 影像学检查

CT扫描可见中耳系统气腔有不同程度密度增高。小儿可作头部X线侧位片，了解腺样体是否增生。

【治疗原则】

病因治疗，改善中耳通气引流和清除积液为本病的治疗原则。

(1) 非手术治疗

①急性期可根据病变严重程度选用合适的抗生素。

②可用1%麻黄碱和含有激素的抗生素滴鼻液交替滴鼻，每天3~4次，以保持鼻腔及咽鼓管引流通畅。注意应取头低位滴鼻。

③使用稀化黏素类药物有利于纤毛的排泄功能，降低咽鼓管黏膜的表面张力和咽鼓管开放的压力。

④口服糖皮质激素类药物作辅助治疗，如地塞米松或泼尼松等。

(2) 手术治疗

可根据病情行鼓膜穿刺抽液、鼓膜切开术、鼓室置管术等。积极治疗鼻腔及鼻咽部疾病，如鼻息肉切除术、鼻中隔矫正术、腺样体切除术等。

【护理评估】

(1) 健康史

评估患者发病前是否有上呼吸道感染史，既往有无腺样体肥大、急慢性鼻炎、鼻窦炎等病史。

(2) 身体状况

①听力下降：发病后听力逐渐下降，伴自听增强。小儿常因对声音反应迟钝，注意力不集中，学习成绩下降前来就医。

②耳痛：急性起病时可有轻微耳痛，慢性者耳痛不明显。常伴有耳内闭塞或闷胀感，按压耳屏后可暂时改善。

③耳鸣：为低音调间歇性，如“噼啪”声。打呵欠或擤鼻时，耳内出现气过水声。

④耳闷：耳内闭塞或闷胀感，按压耳屏后可暂时减轻。

（3）心理-社会状况

患者可因耳鸣、耳闷胀感以及听力减退等而产生焦虑心理，慢性患者由于病程迁延而表现为烦躁、失望，对疾病康复缺乏信心。护士应通过与患者的交流，了解其性格特点、行为习惯、职业与受教育程度等，评估其对本病的认知程度和心理状态。

【护理诊断】

（1）感知改变：听力下降

与中耳积液有关。

（2）舒适改变

与鼓室积液引起耳鸣、耳痛、耳闷塞感有关。

（3）知识缺乏

缺乏分泌性中耳炎的预防及手术后的自我护理知识。

【护理措施】

（1）心理护理

向患者及家属解释本病的病因及治疗措施，以积极配合治疗。

（2）药物护理

遵医嘱给予全身抗感染治疗，选用合适的抗生素控制感染，稀化黏素类药物有利于纤毛的排泄功能，糖皮质激素类药物可减少炎性渗出，注意观察上述药物的疗效和不良反应。

（3）手术护理

1）术前护理：①按耳部手术护理常规进行术前准备，完善各项检查；②教会患者正确的滴鼻和擤鼻方法，保持鼻腔及咽鼓管通畅；③术前1天根据需要剔除耳部周围5~7cm头发；④局麻者术晨进少量饮食，全麻者术前禁饮食；⑤术前病房护士与手术室护士核对患者信息、药物等，送入手术室。

2）术后护理：①按全麻或局麻护理常规护理；②头部限制活动，不要过度活动和摇晃；③病情观察：观察外耳道有无血性液体流出以及液体颜色、量，如有活动性出血应立即报告医师；④注意观察有无面瘫、头晕、恶心等并发症；术后预防感冒，防止术耳进水，以免引起中耳感染。

【健康教育】

（1）指导患者正确滴鼻、擤鼻，鼓膜置管未脱落者禁忌游泳。

（2）生活有规律，注意劳逸结合，忌烟、酒、辛辣刺激性食物。

（3）加强锻炼，增强机体抵抗力，防止感冒。

（4）本病儿童易被忽视，家长及老师应提高对本病的认识。10岁以下儿童应定期进行筛选性声导抗检测。

（5）积极治疗鼻、咽部疾病，成人慢性分泌性中耳炎应注意排除鼻咽癌，尽早行鼻咽镜检查和鼻咽部活检。

第十一节 急性化脓性中耳炎患者的护理

急性化脓性中耳炎是细菌感染引起的中耳黏膜的急性化脓性炎症。病变主要位于鼓室、中耳其他各部，如乳突的黏膜也有较轻微的炎症。由于小儿的咽鼓管较短、鼓室口位置较低，咽部细菌或分泌物容易进入鼓室，因此好发于儿童，以冬春季常见，多继发于上呼吸道感染。

【临床表现】

（1）症状

①全身症状：穿孔前患者有畏寒、发热、怠倦、食欲减退。小儿前述症状较重，常伴呕吐、腹泻；穿孔后明显减轻或消失。

②耳痛：穿孔前耳深部痛（搏动性刺痛），吞咽及咳嗽时加重，可向同侧头部或牙放射，痛逐渐加重后可致烦躁不安，影响睡眠。小儿表现为搔耳，摇头，哭闹不安；穿孔后顿感减轻。

③听力减退：穿孔前耳闷、听力下降；穿孔后逐渐减轻。

④耳积液：穿孔前无，穿孔后有，初为血水样，以后变为黏液脓性。

(2) 体征

早期鼓膜呈弥漫性出血，向外膨隆，正常标志不易辨识，鼓膜穿孔多发生于紧张部，穿孔前局部先出现小黄点。穿孔后，有脓性分泌物从中耳腔溢出。早期为血性脓液，后期为黄色黏脓液。

【辅助检查】

(1) 耳镜检查

起病早期，鼓膜松弛部充血，锤骨柄及紧张部周边可见放射状扩张的血管。当病情进展时，鼓膜弥漫性充血、肿胀、向外膨出，正常标志难以辨别，局部可见小黄点。如炎症不能得到及时控制，即发展为鼓膜穿孔。

(2) 耳部触诊

乳突部可有轻微压痛。小儿乳突区皮肤轻度红肿。

(3) 听力检查

多为传导性聋，少数患者可因耳蜗受累出现感音神经性聋或混合性聋。

(4) 血象

白细胞总数增多，中性粒细胞增加，鼓膜穿孔后血象逐渐正常。

(5) X线检查

乳突部呈云雾状模糊，但无骨质破坏。

【治疗原则】

控制感染，通畅引流，祛除病因为本病的治疗原则。

(1) 全身治疗

早期、足量使用有效抗生素。一般可用青霉素类、头孢菌素类等药物。抗生素需使用10天左右，或流脓停止后继续用药1周。

(2) 局部治疗

1）鼓膜穿孔前：可用1%酚甘油滴耳，消炎镇痛。1%麻黄碱和含有激素的抗生素滴鼻液交替滴鼻，可改善咽鼓管的引流，减轻局部炎症。如全身及局部症状较重，鼓膜膨出明显，而引流不畅时，应在无菌操作下行鼓膜切开术，以建立良好的引流。怀疑并发急性乳突炎者，行

X线拍片或CT扫描确诊后立即行乳突切开引流手术。

2）鼓膜穿孔后：①先用3%过氧化氢彻底清洗并拭净外耳道脓液；②局部用抗生素水溶液滴耳，如0.3%氧氟沙星滴耳液、利福平滴耳液等；③脓液减少、炎症逐渐消退时，可用甘油或乙醇制剂滴耳；④感染完全控制后，多数患者的鼓膜穿孔可自行愈合。穿孔长期不愈者，可行鼓膜修补术。

（3）病因治疗

积极治疗鼻腔、鼻窦、咽部与鼻咽部慢性疾病，如肥厚性鼻炎、慢性鼻窦炎、腺样体肥大等，有助于防止中耳炎复发。

【护理评估】

（1）健康史

询问患者有无急慢性鼻炎及咽部炎症反复发作史、鼓膜外伤史、游泳呛水或婴儿呛奶等，了解耳痛、耳流脓、听力下降的发生时间、特点等。

（2）身体状况

①全身症状：可有畏寒、发热、怠倦、食欲减退。小儿较重，可出现高热、惊厥、呕吐、腹泻等症状。

②耳痛：为耳深部搏动性跳痛或刺痛，小儿则表现为哭闹不休，用手抓耳。

③听力减退及耳鸣。

④耳漏：鼓膜穿孔后，耳内有液体自外耳道流出，初为血水样，以后变为黏液脓性乃至脓性。一旦鼓膜穿孔，耳流脓后，则体温下降，耳痛顿减，听力改善。

（3）心理-社会状况

患者可因耳痛剧烈、听力减退及发热等而表现为烦躁不安，易产生焦虑心理，小儿则哭闹不止。护士应通过与患者及小儿家长的交流，了解其行为习惯、职业与受教育程度等，评估其对本病的认知程度和心理状态。

【护理诊断】

(1) 舒适受损

与炎症刺激、耳痛有关。

(2) 体温过高

与炎症引起全身反应有关。

(3) 潜在并发症

急性乳突炎、耳源性脑脓肿等。

(4) 知识缺乏

缺乏急性化脓性中耳炎的治疗和防护知识。

【护理措施】

(1) 一般护理

①减少患者的活动量，注意休息，多饮水。

②给予易消化富营养的清淡饮食。

③保持大便畅通。

(2) 对症护理

①持续高热者，遵医嘱给予物理降温或药物降温。

②耳痛特别严重者，遵医嘱给予镇痛药。

(3) 治疗配合

①遵医嘱给予广谱、敏感的抗生素，以静脉滴注为主。早期可加用少量糖皮质激素，尽快控制炎症。症状消退后仍需继续用药3~5天，力求彻底治愈。

②鼓膜穿孔前，遵医嘱用2%酚甘油滴耳，消炎镇痛。

③鼓膜穿孔后，每天用3%过氧化氢溶液清洁外耳道2~3次，清除积脓后，拭干，再用0.3%氧氟沙星滴耳液滴耳。

④遵医嘱用0.5%或1%的麻黄碱滴鼻液滴鼻，疏通咽鼓管，加快中耳分泌物的引流。

⑤炎症完全消退后，穿孔大都可以自行愈合。流脓已停止而鼓膜穿孔长期不愈合者，可行鼓室成形术。

(4) 病情观察

应注意使用抗生素后的效果及可能出现的不良反应，观察患者体温变化和耳流脓是否逐渐减少、消失，同时还要观察耳道分泌物的颜色、性质、量及气味。若高热不退，耳郭后上方乳突部红肿压痛，可能继发急性乳突炎，需及时通知医师。长时间抗生素滴耳液滴耳，应注意有无合并真菌感染。

(5) 心理护理

多向患者及家长做好解释工作，消除患者的焦虑不安，积极配合治疗。

【健康教育】

(1) 告知正确的擤鼻方法，指导母亲采取正确的哺乳姿势。

(2) 及时清理外耳道脓液，指导正确的滴耳药方法。嘱患者坚持治疗，定期随访。

(3) 有鼓膜穿孔或鼓室置管者避免游泳等可能导致鼓室进水的活动，禁滴酚甘油。

(4) 加强体育锻炼，增强抗病能力，做好各种传染病的预防接种工作。患上呼吸道感染疾病时应积极治疗。

第十二节　慢性化脓性中耳炎患者的护理

慢性化脓性中耳炎是中耳黏膜、骨膜或深达骨质的慢性化脓性炎症，常与慢性乳突炎合并存在。多因急性化脓性中耳炎延误治疗或治疗不当迁延而来。急性化脓性中耳炎病程超过6~8周时，应考虑本病。临床以反复耳流脓，鼓膜穿孔及听力下降为主要特点。严重者可引起颅内、外并发症，甚至危及生命，是常见的致聋性疾病 。

【临床表现】

根据病理及临床表现，本病分为三种类型：单纯型、骨疡型和胆脂瘤型。骨疡型和胆脂瘤型均被称为“危险型中耳炎”。

(1) 单纯型

病变仅限于黏膜，以鼓膜穿孔为主要表现，很少累及骨质。

①症状：患耳间断性流脓，量时多时少，脓液呈黏液样或黏液脓样，无臭味。可有轻微的间断性耳鸣，听力下降较轻。

②体征：鼓膜穿孔多位于鼓膜紧张部，大小形状不一，锤骨柄完好。

中耳腔和外耳道可见分泌物。

（2）骨疡型

又称肉芽型中耳炎。病变多侵蚀中耳骨质，尤其以听小骨损伤明显，可产生并发症。

①症状：患耳持续性流脓。量相对少，较黏稠，可伴臭味。听力下降较明显。偶有头痛、头晕等不适。

②体征：鼓膜穿孔较大，锤骨柄常被破坏变短或消失，中耳腔或外耳道可有肉芽组织增生。中耳腔和外耳道可见脓性分泌物。

（3）胆脂瘤型

并非肿瘤，它是由外耳道、鼓室上皮坏死脱落堆积而成的网块物。外层有纤维组织包裹，内含坏死上皮、角化物、胆固醇结晶及坏死因子、溶酶体酶、前列腺素等化学物质。胆脂瘤对周围组织有压迫和侵蚀作用，易引起并发症。

①症状：患耳持续性流脓，量少，伴恶臭味。常伴头痛、头晕等不适。早期听力下降不明显，后期听力损害较重。

②体征：鼓膜穿孔常位于松弛部或紧张部的边缘，可见白色豆腐渣样物质（胆脂瘤组织）。

（4）并发症

①颅内并发症：硬脑膜外脓肿、耳源性脑膜炎、乙状窦血栓性静脉炎、脑脓肿。

②颅外并发症：耳后骨膜下脓肿、颈部贝佐尔德脓肿、迷路炎、耳源性周围面瘫。

【辅助检查】

（1）耳镜检查

可见鼓膜穿孔大小不等，分为中央性和边缘性两种。穿孔处可见鼓室内壁黏膜充血、肿胀或有肉芽、息肉沿穿孔伸展于外耳道。鼓室内或肉芽周围及外耳道有脓性分泌物。

（2）听力检查

显示传导性或混合性耳聋，程度轻重不一，少数可为重度感音性听力丧失。

（3）乳突 X 线或颞骨 CT 检查

单纯型无骨质破坏征象。骨疡型有骨质破坏征象。胆脂瘤型可见圆形或椭圆形透亮区。

【治疗原则】

治疗原则为消除病因，控制感染，清除病灶，通畅引流，尽可能恢复听力。

（1）药物治疗

单纯型中耳炎和骨疡型中耳炎引流通畅者，以局部用药为主。通常先用 3% 过氧化氢溶液洗耳，棉签拭干后再滴入抗生素滴耳剂，常用药物有氧氟沙星滴耳液、氯霉素液等。1% 呋麻滴鼻剂滴鼻，以保持咽鼓管引流通畅。炎症急性发作时，全身应用抗生素。

（2）手术治疗

①胆脂瘤型中耳炎应尽早实施乳突根治术，清除病灶，预防并发症。

②骨疡型中耳炎引流不畅或疑有并发症者，需行乳突根治术。根据病变范围，可施行改良乳突根治术，尽可能重建中耳传音结构，保留或改善听力。

③炎症控制，耳内完全干燥后，鼓膜穿孔不愈合且 CT 证实中耳乳突腔无顽固病变者，应及时行鼓室成形术。

（3）病因治疗

及时治愈急性化脓性中耳炎，积极治疗鼻咽部慢性疾病，如腺样体肥大、慢性扁桃体炎、慢性化脓性鼻窦炎等。

【护理评估】

（1）健康史

评估患者是否曾患急性化脓性中耳炎，是否有鼻咽部慢性疾患，是否有免疫力低下等情况。

（2）身体状况

有耳流脓、耳聋、鼓膜穿孔等体征。间歇性耳流脓，脓液无臭味，耳聋较轻者为单纯型中耳炎；持续性耳流脓，脓液有臭味、耳聋较重者多为危险型中耳炎。

(3) 心理-社会状况

多数患者因对本病急性期相关知识缺乏，未予足够重视而迁延为慢性，可因耳部流脓、有异味，听力减退等而产生自卑心理，又可因疾病迁延不愈，或担心发生并发症而出现焦虑、恐惧心理。护士应通过与患者的交流，了解其行为习惯、职业与受教育程度等，了解其对本病的认知程度和心理状态。

【护理诊断】

(1) 感觉紊乱

听力下降，与鼓膜穿孔、听小骨破坏有关。

(2) 舒适的改变

耳流脓、疼痛，与中耳慢性炎症、耳源性并发症有关。

(3) 焦虑

担心慢性炎症久治不愈和手术治疗效果。

(4) 知识缺乏

缺乏慢性化脓性中耳炎的防治知识，对其危害性认识不足。

(5) 潜在并发症

颅内、外并发症，如乙状窦血栓性静脉炎、硬膜外脓肿、脑膜炎、脑脓肿；耳后骨膜下脓肿、颈深部脓肿、迷路炎、耳源性面瘫，与炎症扩散有关。

【护理措施】

(1) 心理护理

耐心向患者讲解慢性化脓性中耳炎的知识，介绍治疗方案，解除其思想负担，并使其认识到本病潜在的危害性，积极配合治疗。

(2) 观察病情

密切观察疾病的变化，若出现以下情况提示有引起颅内、外并发症的可能。要及时报告医生并协助处理。

①急性炎症或慢性炎症急性发作久治不愈，反而加重。

②耳道流脓甚多，拭而不净，或流脓突然减少、停止。

③耳后、颈部红肿、压痛明显。

④面瘫、眩晕。

⑤剧烈头痛、呕吐、弛张热及神志改变等。

（3）治疗护理

指导并协助患者正确清洁外耳道及滴耳药，保持局部清洁，尽早控制感染。

（4）用药护理

取外耳道脓液送细菌培养或做药敏试验，有助于医生正确选用抗生素。遵医嘱给予敏感抗生素口服，洁耳后局部滴抗生素滴耳液或2%硼酸乙醇滴耳液。

（5）手术护理

单纯型流脓停止1个月后，可行鼓膜修补术。骨疡型保守治疗无效、引流不畅或疑有并发症者须行乳突根治手术。胆脂瘤型一经确诊，应尽早行乳突根治术。应配合医生做好手术前后的护理。

耳部手术常见的有鼓膜修补术、鼓室成形术、乳突根治术、外耳整形术等。

1）术前护理

①耐心解释手术的目的及意义，术中可能出现的情况，如何配合，术后的注意事项，使患者有充分的思想准备，减轻焦虑。过度紧张者，术前晚遵医嘱给予镇静剂。

②遵医嘱术前完善各项检查。

③剃除术耳周围5cm范围的头发。耳内切口，则剃除耳郭前上缘1cm的头发。女性患者应将余发结成小辫向上翻。耳源性颅内感染手术者，应剃成光头。

④术侧耳郭及周围皮肤用温水、肥皂洗净，75%酒精棉球擦拭2遍，再以无菌纱布包扎。用0.1%硫柳汞酊冲洗外耳道。需植皮或神经移植者，应将供区皮肤清洁消毒后用纱布或绷带包扎。

⑤术晨测量并记录体温、脉搏、呼吸、血压，遵医嘱给予术前用药。

2）术后护理

①嘱患者卧床休息，患耳朝上或健侧卧位。内耳术后应静卧7天以上，待眩晕消失后方可起床。要照料其日常生活，注意行动安全。

②给予富营养的半流质饮食。恶心、呕吐剧烈者，可给予鼻饲饮食或静脉营养。

③术后患者多因恶心呕吐、眩晕等感到焦虑、恐惧，应耐心解释

疏导。

④遵医嘱给予各种抗生素及镇静剂，及时清除局部渗出物，随时更换耳外敷料，保持术区清洁干燥。

⑤注意局部渗出情况；注意有无面瘫、眩晕、呕吐和眼震出现；注意观察体温、脉搏、呼吸、血压、瞳孔、意识及肢体运动的情况，如发现异常，应立即通知医师，并协助处理。

⑥告知患者术后1周内避免打喷嚏和用力擤鼻，防止鼓膜重新裂开。避免洗澡时污水入耳，以免术后感染。

⑦术后6~7天拆线，2周内逐渐抽出耳内纱条，拆线后外耳道内应放置挤干的乙醇棉球，保持耳内清洁并吸收耳内渗出液。

⑧教会患者外耳道清洁、捏鼻鼓气法等。嘱患者出院后定期随访，按时清洁外耳道。

【健康教育】

（1）锻炼身体，提高身体素质，积极预防和治疗上呼吸道感染。

（2）进行卫生宣传教育，尤其是对患耳的卫生保健。出院后，半年内禁游泳，3个月内禁乘飞机，1个月内禁用患侧咀嚼坚硬食物，勿食辛辣、刺激性食物。

（3）定期复诊，病情有变化时及时就诊。

（4）给患者提供安静，舒适的修养环境，减少外界刺激保证睡眠。

（5）常用耳机收听者，最好不用耳机或收听时间不宜过长。

（6）烟、酒可导致内耳损伤，引发听力障碍，有此习惯者应尽早戒除。

（7）合理饮食，注意营养，避免食辛辣、油炸食物。指导患者进食高蛋白质、高热量、高维生素的易消化的流食、半流食，与患者家属一同制定适合患者的营养饮食方案。

第十三节　耳硬化症患者的护理

耳硬化症是指内耳骨迷路发生局灶性病变，形成海绵状新骨替代原正常骨质，并逐渐硬化而产生的疾病。当硬化病灶侵及前庭窗时，可因镫骨固定而出现临床症状，称为临床耳硬化。女性发病率高于男性，好发年龄为20~40岁。目前病因尚不明确，可能与遗传、种族、内分泌代谢障碍等因素有关。

【临床表现】

主要为双侧缓慢进行性耳聋，其发展速度因人而异，可时快时慢，时进时停，双耳亦不平行。患者常在嘈杂环境下听力反较安静环境下好，临床称为韦氏误听。其产生机制不明，可能与喧闹环境下讲话者不自觉提高嗓音，而患者却不受干扰有关。多数患者自觉低调耳鸣，同时或先于耳聋出现，持续存在。部分患者伴眩晕，可能与半规管受累有关，亦可能是伴发迷路水肿所致。

【辅助检查】

（1）耳镜检查

鼓膜完整，活动良好，早期可在后上象限透见淡红色区域，乃活动性病灶表面黏膜充血的反映，称Schwartze征阳性。咽鼓管功能正常。

（2）听力检查

音叉Weber试验，偏向患侧或听力损害较重侧；Rinne试验阴性；Schwabach试验骨导延长；Gelle试验阴性；纯音测试提示传导性聋或混合性聋，中期骨导听力曲线有卡哈切迹；音衰减及重振试验阴性。

（3）声导抗测试

鼓室导抗图早期可为A型，偶呈“起止型”双粗曲线，后随镫骨固定程度加重而成As型。静态声顺值低于正常范围。镫骨肌声反射阈值早期升高，后即消失。

（4）影像学检查

颞骨X线平片无异常，在高清晰度断层片上可能看到两窗区，迷路或内耳道壁上有界限分明的局灶性硬化改变。

【治疗原则】

（1）手术治疗

镫骨切除术是治疗耳硬化症的主要方法，以期改善患者听力，控制病情继续发展。

（2）药物治疗

用于不适宜手术的患者，稳定病情延缓进展。常用的药物有氟化钠、葡萄糖酸钙、维生素 D、硫酸软骨素等。

（3）选配助听器

用于不适宜或不愿意接受手术或药物治疗的患者，也可用于术后听力提高不佳者。酌情选配合适的助听器。

【护理评估】

（1）健康史

了解患者年龄、种族等，询问患者听力减退过程，有无韦氏误听现象及头晕等，如为已婚女性，应了解妊娠期听力的情况。了解患者既往病史、家族史。

（2）身体状况

①进行性听力减退：是耳硬化症的主要症状，多为单耳或双耳进行性听力减退。

②耳鸣：多为低调耳鸣，少数为高调，呈间歇性或持续性。

③韦氏误听：患者感觉在嘈杂环境中的听辨能力较安静环境下好，此现象称为韦氏误听。

④眩晕：部分患者在头部活动后出现短暂的轻度眩晕。

（3）心理-社会状况

评估患者的年龄、受教育程度等，了解其对本病的认知水平。由于本病多与遗传因素有关，患者容易产生自卑心理，也可因耳鸣、听力下降及疾病相关知识的缺乏而产生恐惧、焦虑等心理。通过与患者沟通交流，了解其心理状态。

【护理诊断】

（1）感知改变

与听力进行性减退有关。

（2）焦虑

与听力减退和担心手术后效果有关。

（3）有受伤的危险

与双侧听力减退有关。

（4）术后潜在并发症

面瘫。

(5) 知识缺乏

缺乏耳硬化症的相关知识。

【护理措施】

(1) 手术前护理

①心理支持：多与患者接触，鼓励其说出心理感受，向患者讲解疾病知识、手术方法、术后效果，介绍同种成功病例，帮助其解除顾虑、增强信心，配合治疗。

②观察病情：发现异常及时通知医生。

③术前准备：按耳科患者术前常规护理。协助患者完善 CT、纯音测听、声导抗、耳蜗电图、耳声发射检查等。

(2) 手术后护理

①体位：绝对卧床 48 小时，保持患者头部制动，以防镫骨移位。无明显眩晕时可适当下床活动，但应有人协助，并注意避免头部晃动和耳部被碰撞。

②并发症的观察：应注意观察有无面瘫的症状，如面肌无力、抬眉困难、眼睑闭合不全等。

③按耳科患者术后常规护理。

(3) 用药指导

对药物治疗的患者，遵医嘱按时服药，并注意用药后反应。

(4) 患者安全防护

在可能出现危险的地方均应设置警示牌，外出时应有人陪同，避免意外发生。

【健康教育】

(1) 注意保暖预防感冒，鼻塞时可使用药物滴鼻以保持鼻腔通畅，并告知患者正确的擤鼻方法。

(2) 注意保护头部，避免耳部被碰撞。

(3) 伤口未愈合不可洗头，防止耳内进水。至少半年禁止游泳、乘坐飞机。

(4) 助听器的选配和护理指导。

①选配前应做纯音听力测试，依据听力图选用适宜的助听器，纯音听力测试阈值在 45（或 40）~90dB 建议配用，效果较满意；>90dB 效

果欠佳。感音神经性耳聋患者应进行阈上功能测试或语言测听。婴幼儿在2~3岁前建议使用大功率助听器，可利用残余听力发展口语能力。

②选配助听器后可先试用2~3周，由专门人员指导调整各项控制旋钮，以便获得满意效果。

③做好助听器保养，每天使用专用毛刷清洁助听器各处，用软布轻轻擦拭，禁忌使用清洁液等。游泳、沐浴或洗衣服时应取出助听器，防止受潮损坏，禁忌使用电吹风等干燥工具。若较长时间不用助听器，取出电池后将其放置专用口袋内存放在阴凉、干燥处。

第十四节　梅尼埃病患者的护理

梅尼埃病是一种以膜迷路积水为主要病理改变，以反复发作性眩晕、波动性耳聋、耳鸣和耳满胀感为典型临床特征的内耳疾病。好发于中青年，男女发病无明显差异。一般单耳发病，也可累及双耳。本病病因不明，目前认为可能与内耳微循环障碍、病毒感染、变态反应、维生素缺乏、代谢障碍、内分泌失调、精神因素等所致内淋巴生成过多及（或）内淋巴吸收减少有关。

【临床表现】

（1）症状

①眩晕：多呈突发旋转性，患者感到自身或周围物体沿一定的方向与平面旋转，或感摇晃、升降或漂浮。眩晕均伴有恶心、呕吐、面色苍白、出冷汗、脉搏迟缓、血压下降等自主神经反射症状。上述症状在睁眼转头时加剧，闭目静卧时减轻。患者神志清醒，眩晕持续短暂，多为数十分钟或数小时，持续超过24小时者较少见。在缓解期可有不平衡或不稳感，可持续数天。眩晕常反复发作，复发次数越多，持续时间越长、间歇越短。

②耳聋：初期常无自觉耳聋，多次发作后渐感明显。一般为单侧，发作期加重，间歇期减轻，呈明显波动性变化。听力丧失轻微或极度严重时无波动。听力丧失的程度随发作次数的增加而每况愈下，但极少全聋。

③耳鸣：呈间歇性或持续性。多在眩晕发作之前发生。初为持续性低音调吹风声或流水声，后转为高音调蝉鸣声、哨声或汽笛声。耳鸣在眩晕发作时加剧，间歇期自然缓解。

④耳胀满感：发作期患侧耳内或头部有胀满、沉重或压迫感，有时感耳周灼痛。

(2) 体征

患者呈强迫体位，自发性眼震，意识清楚，鼓膜完整。

【辅助检查】

(1) 耳镜检查

鼓膜正常，声导抗测试正常，咽鼓管功能良好。

(2) 听力学检查

呈感音性耳聋。纯音听力图早期为上升型或峰型，晚期为平坦型或下降型。

(3) 前庭功能检查

发作期眼震电图可描记到自发性眼震和位置性眼震，快相向健侧。间歇期可能为正常结果，多次反复发作患者前庭功能减退或丧失。

(4) 甘油试验

通过减少异常增加的内淋巴来检测听觉功能的变化。试验方法：50%甘油按2.4～3.0ml/kg空腹饮下，服用前与服用后3小时内，每隔1小时纯音测听一次。若患耳在服用甘油后平均听阈>15dB，则为甘油试验阳性。本病患者常为阳性，提示有膜迷路积水。

(5) 影像学检查

颞骨CT、膜迷路MRI提示前庭导水管变直、变短、变细。

【治疗原则】

(1) 一般治疗

发作时要静卧，进食清淡低盐饮食，限制入水量，忌烟、酒、茶。在间歇期要鼓励患者锻炼身体，增强体质，注意劳逸结合。

(2) 药物治疗

发作时对症治疗，使用镇静药，如地西泮、谷维素，配合使用异丙嗪；酌情选用血管扩张药，如盐酸氟桂利嗪、氢溴酸山莨菪碱；应用利尿剂，如氢氯噻嗪、氨苯蝶啶；局部药物封闭，10%普鲁卡因液10ml做星状神经节封闭。

(3) 外科治疗

手术适用于发作频繁、症状较重、药物治疗无效、对工作和生活有明显影响的患者。据统计，梅尼埃病只有5%的患者在手术治疗范围。手术类型包括内淋巴囊减压术、球囊造瘘术、迷路切除术、前庭神经切断术等。

【护理评估】

(1) 健康史

询问患者眩晕及耳鸣发作的特点，评估患者发作时有无听力下降及下降的程度。了解患者有无家族史，既往有无耳部疾患等。

(2) 身体状况

突然发作的剧烈旋转性眩晕，同时伴有恶心、呕吐、面色苍白、出冷汗、脉搏细缓、血压下降等自主神经反射症状。患者神志清醒，睁眼或转头时加重，闭目卧床可减轻。数分钟至数天后可自然缓解，可反复发作，复发次数越多，持续时间越长，间歇期越短。耳聋多为单侧，发作时明显，间歇期可恢复，听力呈波动性进行性减退。多次反复发作后则为不可逆耳聋。耳鸣常出现在眩晕发作前，呈持续性的蝉鸣音，发作期加重，间歇期好转，呈波动性变化。发作期患侧感头部及耳内闷胀、沉重压迫感。

(3) 心理-社会状况

评估患者的年龄、受教育程度等，了解患者对本病的认知水平。患者可因眩晕反复发作而焦虑，或因影响正常的生活和工作而产生悲观情绪。通过与患者沟通交流，了解其心理状态。

【护理诊断】

(1) 感觉紊乱

眩晕、听力下降，与膜迷路积水有关。

(2) 舒适的改变

眩晕、耳鸣、耳闷胀感及恶心、呕吐，与膜迷路积水有关。

（3）恐惧

与剧烈眩晕、呕吐、听力下降有关。

（4）有受伤的危险

与眩晕发作时平衡失调有关。

（5）知识缺乏

缺乏梅尼埃病的防治及自我保健知识。

【护理措施】

（1）一般护理

发作期应卧床休息，并加床栏保护；室内温湿度适宜、光线柔和，保持环境舒适、安静；宜进清淡低盐饮食，适当控制进水量。

（2）病情观察

观察发作时患者的神志、面色、生命体征等，注意眩晕发作的次数、持续时间及伴发症状。

（3）用药护理

遵医嘱给予镇静剂、利尿脱水剂以及改善微循环药物等，注意观察用药后反应。对长期应用利尿剂者，注意适当补钾，避免水电解质紊乱；使用镇静药期间，活动时注意看护，防止患者发生意外。

（4）手术护理

对手术治疗的患者，按耳科手术前、后常规护理。

（5）心理疏导

向患者讲解疾病相关知识，消除疑虑，使其能够积极配合治疗。对眩晕发作频繁的患者多做解释工作，帮助其树立战胜疾病的信心。

【健康教育】

（1）介绍梅尼埃病的发病特点及相关知识，对眩晕发作频繁者，要注意安全，尽量减少单独外出，不要骑车、登高，防止意外的发生。

（2）指导患者养成良好的作息习惯，保证睡眠，保持心情愉快，劳逸结合，减少复发。

（3）忌食刺激性食物，宜低盐饮食，戒烟酒，发作时少饮水。

（4）避免使用有耳毒性的药物，以免加重对耳的损害。

（5）能引起眩晕的原因很多，疾病发生后，应及时到医院诊治，切忌乱服药。

第十五节　传导性耳聋患者的护理

传导性耳聋是指经空气路径传导的声波，受外耳道或中耳病变的影响，使进入内耳的声能减弱，导致不同程度的听力减退。

【临床表现】

（1）症状

患者主诉有不同程度的听力下降，伴随症状有耳鸣、耳闷胀、压迫感、耳痛、耳流脓等症。

（2）耳部体征

外耳道和（或）鼓膜异常，如畸形、肿块、异物、骨膜充血、穿孔、瘢痕或硬化斑块等。

【辅助检查】

（1）听功能检查

①音叉试验：Rinner 试验：阴性；Weber 试验：偏向患侧；Schwabach 试验：受试耳骨导延长。为传导性耳聋的重要特征。

②纯音测听：气导听阈提高>25。60dB，骨导听阈基本正常。有气、骨导差。

③声导抗检查：判断鼓室气压功能和听骨链的完整性。

（2）影像学检查

根据听功能情况选定 X 线、CT 或 MRI 检查，协助确定病变部位、范围及程度等。

【治疗原则】

（1）传导性耳聋的治疗主要是根据病因进行相应的治疗。

（2）各型鼓室成形术是目前治疗传导性耳聋的主要方法。

(3) 根据听力下降程度及患者具体情况选择合适的助听器。

【护理评估】

(1) 健康史

询问患者既往病史，是否患过耳病；了解其用药史、家族史及工作和居住环境等。评估耳聋的程度、持续时间等。

(2) 身体状况

传导性耳聋患者表现为不同程度的听力下降，由于不同病因常合并相应症状，如耳痛、耳流脓等。

(3) 心理-社会状况

评估患者的年龄、生活习惯、家庭及经济状况等，了解患者对本病的认知水平。患者可因耳鸣、耳聋而痛苦产生焦虑心理，或因影响正常的生活和工作而产生悲观情绪。通过与患者沟通交流，了解其心理状态。

【护理诊断】

(1) 感知改变

与听力减退有关。

(2) 语言交流障碍

与听力明显下降或丧失有关。

(3) 知识缺乏

缺乏疾病预防及治疗相关知识。

(4) 焦虑

与耳聋程度加重有关。

【护理措施】

(1) 心理护理

①了解患者对疾病的认知程度，告知其治疗方法及配合要点，鼓励患者勇于面对，积极配合治疗与护理。

②多与患者接触，掌握患者的生活习惯及交谈方式，教会患者通过其他方式沟通，如手势、书写等，提高患者的沟通交流能力。

③向患者及家属讲解疾病的预后情况，了解患者对听力现状的接受程度，提高听力的期望值，为患者推荐、选择合适的助听器。

④对生活自理能力差或依赖性强的患者，加强与家属的沟通，寻求其家人及亲友的支持，提高社会适应能力。

(2) 用药护理

遵医嘱给予药物治疗，及时观察药物的疗效及副作用。定期进行听力学检查，观察听力的改善情况，禁止使用有耳毒性的药物，积极治疗高血压、糖尿病等全身性疾病。

(3) 手术护理

需要手术的患者，积极做好术前准备，根据不同术式做好相应的检查。加强与医师的沟通，了解手术方式，制定护理措施。

【健康教育】

(1) 向患者讲解预防耳聋的有关知识，避免引发耳病的各种因素，如不用火柴棍、发夹等物挖耳，学会正确的擤鼻方法，噪声环境下注意护耳，鼓膜穿孔未愈不能游泳，不滥用耳毒性药物，妊娠期间、婴幼儿禁用耳毒性药物。

(2) 积极治疗各种耳部疾病，如各种原因发生鼓膜穿孔或已发生急性中耳炎，应及时就医，防止形成慢性中耳炎，损害听力。

(3) 指导患者使用和保管助听器。

第十六节　感音神经性耳聋患者的护理

感音神经性耳聋是指内耳螺旋器毛细胞、听神经或各级神经元受损，导致声音的感受或分析受到影响，阻碍了声音信息的传递，从而引起不同程度的听力下降。由于毛细胞病变引起的听力下降，称感音性耳聋；病变位于听神经及其传导径路者，称神经性耳聋；病变发生于听中枢者，称中枢性耳聋。

【临床表现】

(1) 先天性聋

出生时或出生后不久即发现有听力障碍。由于基因或染色体异常所致耳聋为遗传性聋；因妊娠早期母体病毒感染，或大量应用耳毒性药物，或产伤等因素所致耳聋为非遗传性聋。

（2）老年性耳聋

是人体老化过程在听觉器官中的表现。听觉器官的老化退行性改变涉及听觉系统的所有部分，唯以内耳最明显。根据内耳损害的主要部位又将本病细分为老年性感音性聋、神经性、血管纹性（代谢性）与耳蜗“传导”性（机械性）聋 4 类。临床表现的共同特点是由高频向语频缓慢进行的双侧对称性聋，伴高频持续耳鸣。多数有响度重振及言语识别率与纯音测听结果不成比例，ABR 各波潜伏期随增龄而延长。

（3）耳毒性聋

指滥用某些药物或长期接触某些化学制品所致的耳聋。药物中毒临床上耳聋、耳鸣与眩晕共存，耳聋呈双侧对称性感音神经性，多由高频向中、低频发展。前庭受累程度两侧可有差异，与耳聋的程度亦不平行。症状多在用药中始发，更多在用药后出现，停药并不一定能制止其进行。前庭症状多可逐渐被代偿而缓解。耳聋与耳鸣除少数早发现早治疗外，多难完全恢复。化学物质中毒临床上均有耳鸣、耳聋与眩晕。一般为暂时性，少数为永久性。

（4）全身系统疾病性聋

常见高血压与动脉硬化，临床表现为双侧对称性高频感音性聋伴持续性高调耳鸣。糖尿病引起的听觉减退的临床表现差异较大，可能与患者的年龄、病程长短、病情控制状况、有无并发症等因素有关。一般以蜗后性聋或耳蜗性或蜗后性聋并存的形式出现。

（5）创伤性聋

头部外伤、气压伤、内耳冲击伤，急性声损伤等，多来势急骤，不但可引起疼痛同时可损害中耳和耳蜗。

（6）特发性突聋

指瞬息间突然发生的重度感音性聋。患者多能准确提供发病时间、地点与情形。临床上以单侧发病多见，仍有两耳或先后受累。一般耳聋前先有高调耳鸣，约半致患者有眩晕、恶心、呕吐及耳周沉重感、麻木感。听力损害多较严重，曲线呈高频陡降型或水平型，甚或全聋。

（7）传染病源性聋

系指由各种急、慢性传染病产生或并发的感音神经性聋。对听功能损害严重的传染病有流行性脑脊髓膜炎、猩红热、白喉、伤寒、斑疹伤寒、布鲁杆菌病、风疹、流行性感冒与腮腺炎、麻疹、水痘和带状疱疹、回归热、疟疾、梅毒与艾滋病等。临床表现为单侧或双侧进行性聋，伴或不伴前庭受累症状。有的耳聋程度轻，或只累及高频，或被所患传染病的主要症状掩蔽而不自觉，待到传染病痊愈后方被发现，届时与传染病之间的因果关系常被忽视。此种耳聋，轻者多随传染病的恢复而自行恢复，有时仍在加重，终于遗留下持久性耳聋。

（8）自身免疫性聋

为多发于青壮年的双侧同时或先后出现的、非对称性进行性感音神经性聋。耳聋可在数周或数月达到严重程度，有时可有波动，前庭功能多相继逐渐受累。患者自觉头晕、不稳而无眼震。

【辅助检查】

（1）听功能检查

①音叉试验：Rinner 试验：（±）；Weber 试验：偏向健侧；Schwabach 试验：受试耳骨导缩短。

②纯音测听：气、骨导曲线下降，无气、骨导差。一般高频听力损失较重，少数以低频听为损失为主。

（2）影像学检查

根据听功能情况选定 X 线、CT 或 MRI 检查，协助确定病变部位、范围和程度等。

【治疗原则】

预防比治疗更重要，要积极宣教听力保护，同时应避免耳毒性药物的使用。

（1）药物治疗

根据病因及类型用药，如细菌或病毒感染所致耳聋给予抗生素或抗病毒药物治疗；自身免疫性聋可应用类固醇激素或免疫抑制剂。还可应用扩血管药物、降低血液黏稠度药物、能量制剂和神经营养药物等。

（2）选配助听器

药物治疗无效可配助听器。

（3）手术治疗

对双耳重度或极重度聋的患者可行手术治疗，以改善局部血液循环，促进内耳可逆损害恢复。必要时行人工耳蜗植入手术。

【护理评估】

（1）健康史

详细评估患者的家族史、出生史、疾病史、用药史等。

（2）身体状况

由于不同原因导致内耳器质性病变，出现不同程度的听力下降及耳鸣等症状。

（3）心理-社会状况

评估患者的年龄、生活习惯、家庭及经济状况等，了解患者对本病的认知水平。患者可因耳鸣、耳聋而产生焦虑心理，或因影响正常的生活和工作而产生悲观情绪。通过与患者沟通交流，了解其心理状态。

【护理诊断】

（1）感知改变

与听力减退有关。

（2）焦虑

与耳聋程度加重有关。

（3）语言沟通障碍

与听力减退有关。

（4）知识缺乏

缺乏有关耳聋的防护知识。

【护理措施】

（1）心理支持

多与患者接触，耐心倾听患者谈话，对重度耳聋患者，可选用写字板、手势或肢体语言等交流方式与其沟通，帮助其解除顾虑、增强信心，配合治疗。

（2）用药护理

遵医嘱按时用药，观察用药后反应。定期做听力学检查，了解听力改善情况。

（3）选配助听器

协助患者选配合适的助听器。

（4）手术护理

按耳科患者术前术后护理常规护理。

【健康教育】

（1）嘱患者积极进行体育锻炼，增强体质，老年患者要积极治疗高血压、糖尿病等全身疾病，延缓老年性耳聋的发生。

（2）尽量减少与强噪声等有害物理因素及化学物质接触，在强噪声环境中工作要注重自我保护，如戴耳塞等。

（3）积极治疗原发疾病，如耳部的急慢性炎症。

（4）讲解目前耳聋的治疗情况、方法，增加其相关知识，让患者及家属有一定的心理准备。

（5）积极防治营养缺乏疾病，增加机体对致聋因素的抵抗力。

（6）尽量避免使用可能损害听力的药物，加强用药期间的听力检测，一旦出现听力受损的征兆立即停药并积极治疗。

第十七节　听神经瘤患者的护理

听神经瘤是指原发于第Ⅷ对脑神经鞘膜上的肿瘤，又称为神经鞘膜瘤或雪旺细胞瘤。为颅内常见的良性肿瘤，占脑桥小脑角区肿瘤的80%~90%。多见于成年人，女性较多，男女之比约为2:3，好发年龄30~50岁。单侧多发，偶见双侧。临床表现为一侧进行性感音神经性聋，少数表现为突聋。伴有面神经麻痹，耳鸣和前庭功能减退。其他有面部麻木、味觉障碍、角膜反射减退等。

【临床表现】

本病的临床表现与肿瘤的大小、所在位置及侵犯范围等有关。

（1）早期症状

体积较小的早期肿瘤可无明显症状。耳鸣、感音神经性聋、眩晕可为本病最常见的早期症状。

①耳鸣：一侧渐进性加剧之耳鸣，音调高、低不等，多以喳喳声为主，常伴随听力减退，但也可能是早期的唯一症状。

②听力减退：多数患者诉一侧渐进性耳聋，初始时尚表现为与别人

交谈时只闻其声而不解其意，以后逐渐发展为全聋。个别患者可因肿瘤压迫迷路动脉，内耳血供突然阻断而致突聋。据统计，本病患者约20%有过突聋，并可完全恢复。但也有约5%的患者听力正常。

③眩晕：大多数患者表现为轻度的不稳感或瞬间的头晕，往往不引起患者的重视，由于肿瘤发展缓慢，患者可逐渐发生前庭代偿而眩晕消失。但也有少数患者出现短暂的旋转件眩晕，伴耳内压迫感、恶心、呕吐，类似梅尼埃病。

④其他早期症状还有耳深部刺痛或痒感，或外耳道后壁麻木感。

（2）后期症状

随着肿瘤增长扩大，早期症状加重，且可因颅内压增高和肿瘤侵入颅后窝，出现以下症状。

①三叉神经损害：中到大的肿瘤可出现三叉神经损害症状，以同侧面部感觉迟钝和角膜反射减退最常见。

②面瘫：晚期可出同侧周围性面瘫。

③小脑功能障碍：肿瘤压迫小脑，可出现小脑功能障碍症状。早期表现为患侧手足运动不灵，精细动作不能，步履蹒跚，向患侧倾倒等。至晚期则卧床不起，发声不清。

④颅内高压症状：颅内压升高时，出现持续性头痛，多位于前额部或后枕部，晚期发展为全头痛，可伴恶心呕吐、视盘水肿，尚可出现视力障碍。

⑤其他脑神经损害症状：肿瘤增大向后、下方发展，侵及颈静脉孔区时，压迫Ⅸ、Ⅹ、Ⅺ脑神经，可引起相应的脑神经症状；肿瘤发展至颅中窝、压迫外展神经以及动眼神经，则引起眼球运动障碍，复视等；而舌下神经很少受累。

【辅助检查】

（1）听力学检查

①纯音听阈测试：纯音听力图呈单耳感音神经性聋，曲线多为高频陡降型，少数为平坦型或上升型。

②自描听力曲线：多为Ⅲ、Ⅳ型，偶见Ⅱ型。

③音衰试验：大多为阳性。双耳交替响度平衡试验和短增量敏感指数试验：无响度重振现象。

④言语测试：语言识别率明显下降，多在30%左右。

⑤声导抗测试：镫骨肌反射阈升高或消失，潜伏期延长，常有病理性衰减。镫骨肌反射衰减常作为听神经瘤的重要诊断指标。

⑥听性脑干诱发电位：患侧Ⅴ波潜伏期及Ⅰ～Ⅴ波间期较健侧明显延长，两耳波Ⅴ潜伏期差（ILD5）超过0.4ms以上，如波Ⅰ存在而波Ⅴ消失，提示存在包括听神经膜瘤在内的小脑脑桥角方位病变。

（2）前庭功能检查

自发性眼震是听神经瘤较常见的体征，初期水平型自发性眼震，快相向健侧，继而向患侧，最后发展成两侧。且可出现垂直或斜型眼震。80%有位置性眼震和自发性倾倒现象。各种诱发试验反应普遍偏低，常有向患侧的优势偏向。

（3）神经系统检查

除第Ⅷ脑神经外，尚须检查Ⅴ、Ⅶ及Ⅺ、Ⅳ、Ⅴ脑神经。眼底检查可出现视盘水肿。

（4）影像学检查

X线片采用Stenver位、Granger位及Towne位岩锥片，可显示患侧内听道扩大、变形及骨质破坏等情况，排除岩骨的其他疾病。如果没有MRI及CT检查设备，可做内听道多轨迹断层片，或应用内听道-脑池碘油造影X线片能满意地显示内听道的小肿瘤及其在小脑脑桥角的病变。CT内听道扫描能清楚地显示出直径1cm以上的肿瘤和位置，如椎管内注入空气进行内听道脑池扫描，可诊断局限在内听道内0.5cm以下的肿瘤。MRI既可以显示内听道内的小肿瘤，又可以了解肿瘤在小脑脑桥角区的范围，有助于鉴别后颅窝的肿瘤。

【治疗原则】

尽早施行切除术是唯一有效的方法。局限于内耳道的肿瘤多采用颅中窝、迷路或迷路后进路，在手术显微镜明示下，并对面神经和心脏严密监护下仔细分块摘除。压迫并与脑干、小脑粘连的大肿瘤或双侧肿瘤则需与神经外科合作经枕下或联合进路切除之。

【护理评估】

（1）健康史

评估患者年龄、性别等，详细询问其疾病史、用药史。

（2）身体状况

早期典型症状为单侧高音调耳鸣、渐进性听力减退、眩晕及步态不稳等；中晚期可出现患侧面部麻木、进食呛咳、手足精细运动障碍、肢体麻木及颅高压症状等，严重者可因脑疝而死亡。

（3）心理-社会状况

评估患者的年龄、家庭及经济状况等，了解患者对本病的认知水平。患者早期可因耳鸣、听力下降而产生焦虑，中晚期也可因继发症状加重出现悲观情绪。通过与患者沟通交流，了解其心理状态。

【护理诊断】

（1）感知障碍

与耳鸣及听力下降有关。

（2）焦虑

与病情加重、担心预后效果或经济负担加重等有关。

（3）有受伤的危险

与小脑共济失调步态不稳有关。

（4）有误吸的危险

与吞咽反射减弱有关。

（5）有感染的危险

与术后出血、脑脊液漏等有关。

（6）知识缺乏

缺乏疾病相关知识。

（7）自我形象紊乱

与手术后出现面瘫有关。

【护理措施】

1. 术前护理措施

（1）按耳鼻喉科术前护理常规。

（2）全面评估患者：包括健康史及相关因素、身体状况、生命体征，以及神志、精神状态、行动能力等。

（3）心理护理：对患者给予同情、理解、关怀、帮助，告诉患者不良的心理状态会降低机体的抵抗力，不利于疾病的恢复，解除患者的紧张情绪，更好地配合治疗和护理。

（4）饮食护理：指导患者多进食富有营养、易消化、口味清淡的食物，以加强营养，增进机体抵抗力。

（5）术前指导：包括介绍耳科中耳疾病的相关知识，使患者对疾病有正确的认识。说明手术治疗的必要性。介绍手术医师的临床经验及技术水平。介绍手术的大致过程及配合方法。由于术后需要长期卧床，应协助患者进行床上使用便器排便训练。

（6）术前准备

物品准备：准备术中用物，如病历、X 线胸片、CT、MRI 等各种检查结果等。

患者准备

①全面评估患者的一般情况，包括体温、脉搏、呼吸、血压、神志、行动能力、健康史、精神状态及身心状况等。

②遵医嘱给予术区备皮、应用抗生素等。

③肠道准备：夜间 20∶00 行开塞露清洁灌肠，24∶00 后禁食、禁水。

④睡前遵医嘱给予地西泮口服，保证患者良好睡眠。

⑤手术当天晨禁食、禁水，遵医嘱注射术前针。

2. 术后护理措施

（1）按耳鼻喉科涉颅手术及全身麻醉手术后护理常规护理。

（2）病情观察：监测生命体征变化，重点观察患者神志及伤口引流、渗血情况，如发现患者不能恢复意识，或意识恢复后，再突然或逐渐昏迷，呼吸困难，高热、血压升高、肢体强直等均应疑为颅内出血，应立即报告医生处理。

（3）引流管的护理：术后患者留置尿管及输液管，活动、翻身时要避免管道打折、受压、扭曲、脱出等，引流期间保持引流通畅。

（4）基础护理

①患者手术清醒后，可将床头抬高 15cm，以利于呼吸，降低颅压，减少出血，利于分泌物引流。

②患者卧床期间，应保持床单位整洁和卧位舒适，定时翻身、按摩

骨突处，防止皮肤发生压疮。

③满足患者生活上的合理需求。

④做好晨间、晚间护理。

⑤加强口腔护理，保持口腔清洁，遵医嘱给予雾化吸入，协助叩背排痰，适当的床上活动，防止肺部感染的发生。

（5）输液的护理：及时观察输液处皮肤及血管情况，如有红肿、疼痛及外渗等情况，应及时拔除针头，更换输液部位。应用脱水、降颅压药物时，要观察尿量，并做好记录，动态监测患者电解质情况，遵医嘱，及时补充钾、钠、钙、氯等电解质，及时纠正或防止发生电解质紊乱。

（6）饮食护理：做好饮食指导，鼓励进食清淡、易消化、高蛋白质饮食，食物不宜过硬，以免牵拉伤口引起不适和疼痛，影响伤口愈合。对面瘫、进食呛咳的患者，应指导进食方法，如仍不能改善情况，不能正常进食，应报告医生，给予留置胃管，或加强静脉营养的补充。

（7）心理护理：进行术后康复指导，了解患者有哪些不适症状，并给予对症处理，协助患者减轻不适感，鼓励患者增强战胜疾病的信心。同时做好其家属的心理辅导工作，给予鼓励和支持。

（8）专科护理：术后 3 天应卧床休息，告知患者术后如果出现头晕、恶心、呕吐等不适症状应及时报告护士，对面瘫造成眼睑闭合不全的患者，可局部涂以金霉素眼膏，再用湿纱布覆盖，指导患者减少头部独立运动，应卧床休息，勿用力排便，可以下床活动时勿做低头、弯腰捡东西等使颅压增高的动作，避免加重头晕，必要时遵医嘱给予对症药物治疗，下床活动时要缓慢，如厕要有人搀扶，防止摔伤。

（9）用药护理：讲解药效及用药目的，指导患者正确的用药方法。

【健康教育】

（1）向患者讲解疾病相关知识，均衡营养，可适当进行身体锻炼，劳逸结合，提高机体抗病能力。

（2）术后至少半年内，应避免剧烈运动和重体力劳动。

（3）告知患者定期随诊复查。

第十八节 耳源性并发症患者的护理

耳源性并发症常分为颅外并发症和颅内并发症两大类。颅外并发症包括：耳后骨膜下脓肿、颈部贝佐尔德脓肿、迷路炎、周围性面瘫、岩锥炎等。颅内并发症包括：硬脑膜外脓肿、乙状窦血栓性静脉炎、化脓性脑膜炎、脑脓肿、硬脑膜下脓肿等。慢性化脓性中耳炎及乳突炎可产生多种颅内外并发症，重者危及生命，是耳鼻喉科常见的急危重症之一。

【临床表现】

1. 颅外并发症

（1）耳后骨膜下脓肿

慢性化脓性中耳乳突炎急性发作时，炎症穿破骨窦外侧骨壁或现突尖部骨皮质，使乳突腔内蓄积的脓液经乳突外侧骨板破溃区流入并聚集于耳后乳突骨膜的下方，形成耳后骨膜下脓肿。表现为耳后皮肤红、肿、疼痛，可伴同侧头痛及发热等全身症状。

（2）颈部贝佐尔德脓肿

乳突尖部气房发育良好时，乳突尖内侧的骨壁一般甚薄。若乳突内蓄脓，可穿破该处骨壁，脓液循破溃处流入胸锁乳突肌和颈深筋膜中层之间形成脓肿，称贝佐尔德脓肿。表现为高热、寒战，患侧颈深部疼痛较重，颈部运动受限。患侧乳突尖至下颌角的脓肿，压痛明显，由于脓肿被胸锁乳突肌覆盖，故波动感不明显。经穿刺抽脓，如有脓液，即可确诊。

（3）迷路炎

又称内耳炎，是化脓性中耳乳突炎较常见的并发症。

①局限性迷路炎：又称迷路瘘管。多因胆脂瘤或肉芽组织腐蚀骨迷路形成瘘管。此型临床上较多见。多表现为阵发性眩晕，偶伴有恶心、呕吐。眩晕多在头或体位变动、压迫耳屏或耳内操作（如挖耳）时发作。发作时患侧迷路处于刺激兴奋状态，眼震方向多向患侧。听力有不同程度的减退，多为传导性聋，如病变位于鼓岬处可呈混合性聋。瘘管

试验诱发出眩晕和眼球偏斜，为瘘管试验阳性。若瘘管为病理组织堵塞可为阴性。前庭功能一般正常。

②浆液性迷路炎：是以浆液或浆液纤维素渗出为主的内耳弥漫性非化脓性炎症疾病或炎性反应。表现为眩晕、恶心、呕吐、听力下降、平衡失调。早期眼震向患侧，晚期眼震向健侧。

③化脓性迷路炎：是化脓菌侵入内耳，引起迷路弥漫性化脓病变，称为化脓性迷路炎。表现为严重眩晕，呕吐频繁，病初听力完全丧失，可有耳深部疼痛。自发性眼震初期向患侧，迷路破坏后可转向健侧。

（4）耳源性面神经麻痹

面瘫多为单侧，面部两侧不对称，患侧表情动作丧失，不能蹙额、皱眉及闭眼，患侧鼻唇沟变浅，口角下垂向健侧歪斜，笑或示齿时更加明显。鼓腮时漏气，进食时液体易从口角外流。双侧面瘫者少，面部呆板无表情。长期面瘫可并发角膜炎。

2. 颅内并发症

（1）硬脑膜外脓肿

是硬脑膜与蛛网膜或蛛网膜与软脑膜之间出现脓肿。好发于大脑镰旁、小脑幕上和弓下裂孔处。本病罕见，化脓性炎症向脑深部蔓延，不易彻底清除，反复发作，最终引起死亡。表现为畏寒、高热、脑膜刺激征和颅内压增高症状。

（2）耳源性脑膜炎

是急性或慢性化脓性中耳乳突炎所并发的软脑膜、蛛网膜急性化脓性炎症，是常见的一种颅内并发症。

1）症状：以高热、头痛、呕吐为主要症状。起病时可有寒战，继之发热，体温可高达40℃左右。头痛剧烈，为弥漫性全头痛，常以枕后部为重。呕吐呈喷射状，与饮食无关。可伴精神及神经症状：烦躁不安、抽搐，重者谵妄、昏迷以及相关的脑神经麻痹等。

2）体征：①脑膜刺激征，颈有抵抗或颈强直，甚者角弓反张。凯尔尼格征（Kernig 征）及布鲁津斯基征阳性。②脑脊液压力增高、混浊，细胞数增多，以多形核白细胞为主，蛋白含量增高，糖含量降低，氯化物减少。细菌培养可为阳性。

（3）耳源性脑脓肿

为化脓性中耳乳突炎所并发的脑组织内的脓液积聚，是最严重、最危险的并发症。脓肿多位于大脑颞叶，其次为小脑。脑脓肿的临床表现可分为以下四期。

1）起病期：约数日。有畏寒、发热、头痛、呕吐及轻度脑膜刺激征等早期局限性脑炎或脑膜炎的表现。

2）潜伏期：持续 10 天至数周，多无明显症状，或有不规则头痛、低热，以及嗜睡、抑郁、烦躁、少语等精神症状。

3）显症期：历时长短不一，脓肿形成，出现各种症状。中毒性症状：如发热或体温正常或低于正常，食欲缺乏、全身无力等。颅内压增高症状：①头痛剧烈，多为持续性，常于夜间加剧；②呕吐为喷射状，与饮食无关；③意识障碍，如表情淡漠、嗜睡、甚至昏迷；④脉搏迟缓，与体温不一致；⑤可出现视盘水肿；⑥其他，如打呵欠，频繁的无意识动作（挖鼻、触弄睾丸等），性格与行为改变等。局灶性症状：局灶性症状出现可早可晚，也可不明显。颞叶脓肿：①对侧肢全偏瘫；②对侧中枢性面瘫；③失语症；④对侧肢体强直性痉挛，同侧瞳孔散大或出现对侧锥体束征。小脑脓肿：①中枢性眼震；②同侧肢体肌张力减弱或消失；③共济失调，如指鼻不准、错指物位、轮替运动障碍、步态蹒跚等。

4）终期：常因脑疝形成或脑室炎、暴发弥漫性脑膜炎而死亡。

（4）耳源性脑积水

主要表现为颅内压增高的症状，如头痛、呕吐和视盘水肿。少数可出现头昏或眩晕，眼震，畏光，视力下降，复视，眼外展麻痹，轻度的脑膜刺激征和其他脑神经麻痹等。

（5）乙状窦血栓性静脉炎

是伴有血栓形成的乙状窦静脉炎，右侧较多见。

①症状：典型者先有寒战、高热、脉快、呼吸急促、重病容，体温呈弛张型，体温可达 40℃以上，数小时后大量出汗，体温骤降至正常。体温下降后症状缓解。上述症状每天发作 1~2 次，需与疟疾、伤寒等病鉴别。由于大量抗生素的应用，此种体温变化可变得不典型，表现为低热。病期较长可出现严重贫血、精神萎靡。

②体征：感染波及乳突血管、颈内静脉及其周围淋巴结时，出现患侧耳后，枕后及颈部疼痛，乳突后方可有轻度水肿，同侧颈部可触及索状肿块，压痛明显。

【辅助检查】

眼底检查、脑血管造影、气脑或脑室造影有助于本病的诊断。脑CT、磁共振（MRI）定位精确，可显示脑脓肿大小，诊断准确率高。

【治疗原则】

1. 颅外并发症

（1）耳后骨膜下脓肿

①全身应用广谱抗生素。

②局部脓肿切开引流，脓液做细菌培养及药敏试验。

③尽早行中耳乳突手术，彻底清除病灶。并发于慢性化脓性中耳乳突炎者，行乳突根治术、改良乳突根治术；并发于急性化脓性中耳乳突炎者，行单纯乳突切开术。

（2）颈部贝佐尔德脓肿

除全身应用抗生素治疗以外，当确诊颈深脓肿存在时，应及早沿胸锁乳突肌前缘切开，探得脓腔，进行切开引流。同时行乳突根治术，彻底清除病灶。

（3）迷路炎

并发迷路炎者，患者宜自选体位静卧休息，低盐饮食。在抗生素控制感染的情况下，及早清除中耳病灶多可治愈，术中勿动迷路瘘管处肉芽组织。对于化脓性迷路炎，应在炎症控制、症状减轻后，再施行中耳乳突手术。

（4）耳源性面神经麻痹

如为炎症影响，行乳突根治术及抗炎治疗，面瘫症状多可恢复。并可用针刺疗法促其功能恢复，常用穴位有翳风、阳白、四白、地仓、颊车、人中、承浆、太阳、合谷、攒竹、鱼腰等穴。亦可进行面部按摩及物理治疗。如为胆脂瘤压迫，可行中耳乳突根治术或面神经减压术。如面神经已离断，可行面神经吻合术或神经移植术。

2. 颅内并发症

（1）硬脑膜外脓肿

除进行大剂量抗生素外，应及时进行乳突探查，除去已有病变的鼓室盖等颅骨骨板，充分引流脓肿。若硬脑膜或乙状窦壁上肉芽甚多，可轻轻刮除，不可损伤硬脑膜或窦壁，以免引起感染扩散。

（2）耳源性脑膜炎

全身应用细菌敏感的抗生素及支持疗法；及时行中耳乳突根治术，以清除中耳病灶。如颅骨骨板已破坏，则应由破坏处将其扩大，暴露至脑膜正常处为止。如颅骨骨板破坏，则应凿开骨板，暴露和观察脑膜情况。

（3）耳源性脑脓肿

1）一般治疗

①应卧床休息，脑脓肿患者应绝对卧床，尽量避免过度搬动，室内宜安静，光线稍暗。

②加强支持疗法，进高热量饮食，注意水、电解质平衡，少量输血。

③未确诊前，尽量避免应用镇静剂、镇痛剂及扩瞳药，以免掩盖症状影响疾病诊断。

2）手术治疗：脑脓肿诊断明确，可先做乳突根治术，经乳突腔穿刺引流脑脓肿。亦可先做脑脓肿手术，再择期乳突手术。

3）抗生素的应用：耳源性脑脓肿的致病菌多为变形杆菌、铜绿假单胞菌等。因此，抗生素及磺胺类药及甲硝唑应于早期、联合、足量静脉滴注，务必达到有效浓度。最好是选用药敏试验高度敏感的抗生素。

4）其他：注意全身支持疗法及水与电解质平衡。颅内压增高时用脱水疗法，静脉滴注50%葡萄糖、20%甘露醇、30%呋塞米、25%山梨醇等，类固醇激素药物可减轻脑水肿，酌情适量静脉滴注。30%硫酸镁灌肠有降压、镇静作用。

（4）耳源性脑积水

①清除病灶：清除中耳乳突病灶，特别是侧窦及其周围病变。

②抗生素：因多伴有急性炎症及侧窦感染，故应采用广谱抗生素静脉滴注。

③脱水降颅内压：临床多采用高渗性脱水药物联合应用，可酌情配合应用利尿剂及肾上腺皮质激素，至脑压正常、症状基本消失为止。

④腰穿放液：适用于脱水降颅内压后症状无明显改善，在完全排除脑脓肿的前提下，可每 2~3 天一次腰穿放液 50~150ml。它不仅有治疗作用，还可观察脑压变化，早期提示阻塞性脑积水的有无。

（5）乙状窦血栓性静脉炎

确诊或拟诊之后，应尽早手术治疗为主，辅以足量抗生素及支持疗法。探查乙状窦，清除病灶，通畅引流。窦内血栓一般不必取出。遇有乙状窦脓肿时，应将窦内病变组织全部清除。乳突手术中确已将全部病灶彻底清除，而术后症状不见减轻，血中红细胞及血红蛋白继续下降，或患侧颈部压痛明显，或出现转移性脓肿时，应行患侧颈内静脉结扎术，以防感染继续扩散。对贫血患者，应注意输血等支持疗法。

【护理评估】

（1）健康史

详细了解患者有无急慢性化脓性中耳炎的病史，询问近期有无高热、头痛、恶心、呕吐、眩晕、面瘫等症状的出现。

（2）身体状况

①脓液突然增多或突然减少，伴有耳痛、发热和头痛，出现嗜睡、恶心呕吐和对刺激的敏感性增强。

②外耳道有臭脓，鼓膜穿孔多在松弛部或边缘部。鼓室内有肉芽、息肉、胆脂瘤样物质或有脓液搏动。外耳道后上壁向下塌陷，乳突尖红肿、压痛。

③患者有畏寒、发热、衰竭以及精神萎靡。有脑膜刺激征、颅高压增高症状、脑神经麻痹症状以及中枢神经局灶性定位症状。

（3）心理-社会状况

患者出现耳痛、耳流脓、头痛、发热等症状时，由于对此病认识不足，误认为是感冒，认为服一些抗感冒药即能治愈。有的患者则焦虑如焚，整天愁眉不展，犹如死神已降临，求生欲望十分强烈。随着疾病的发展，特别是脑脓肿患者，常表现为表情淡漠、嗜睡，即使以往十分感兴趣的事也全然不顾、听之任之，直到昏迷。因此要重视患者的文化层次及抵抗压力程度进行评估。

【护理诊断】

（1）舒适的改变：疼痛（剧烈的头痛）

与中耳的病变、炎症向颅内外扩散、颅高压的存在有关。

（2）体温过高

与胆脂瘤侵蚀骨质，造成颅内、外组织的破坏继发感染及海绵窦细菌性血栓的形成有关。

（3）舒适度的改变：眩晕

与小脑脓肿、迷路炎有关。

（4）体液不足

与剧烈呕吐、高热、大量使用脱水剂等因素有关。

（5）有脑疝发生的危险

与颅内病灶的存在，颅内压升高、补液过快、脱水剂应用不当等因素有关。

（6）潜在的窒息

与意识不清，口内分泌物误吸入气道有关。

（7）组织完整性受损

与手术创面存在有关。

（8）恐惧或绝望

与严重的病情威胁有关。

（9）营养低于机体需要量

与慢性疾病的消耗及进食不足有关。

（10）知识缺乏

缺乏对耳源性并发症发生、发展、预后和防治的相关知识。

【护理措施】

（1）一般护理

①嘱患者绝对卧床休息，保持病室安静整齐，光线宜暗。

②注意安全防护，床边加床档，要有家属陪护，卧床的患者要勤翻身、更换床单，防止压疮的发生。

③根据病情需要给予高热量、高蛋白和高维生素的清淡流质或半流质饮食。

④便秘患者给予缓泻剂，保持大便通畅。

⑤高热患者做好降温处理，昏迷患者应专人护理，保持头侧位，防止呕吐物误吸入气道。

（2）治疗配合

①遵医嘱给予足量及时的抗生素全身治疗。

②准备好各类急救物品，如20%甘露醇、50%葡萄糖、呼吸兴奋剂、强心剂、气管切开用品及气管插管设备等。保证静脉液路畅通，以备急救。

③准确计算输液量，按时、正确地应用脱水剂，详细记录出入量，保持水、电解质的基本平衡，使患者处于轻度失水状态。

④疑有耳源性并发症时，禁用镇静剂、镇痛剂、阿托品类药物，以免掩盖病情，延误治疗。

⑤需手术治疗者做好围手术期的护理。

⑥疑有耳源性脑脓肿患者需将头发完全剃净，以备紧急钻颅穿刺。

（3）病情观察

观察患者神志、意识、瞳孔、体温、脉搏、呼吸和血压等生命体征的变化及出入量。尤其需注意观察双侧瞳孔大小、形状及对光反射的敏感度，呼吸的方式与频率。脑疝早期往往出现瞳孔和呼吸的改变。注意有无面瘫、眼球震颤情况，注意头痛、呕吐的程度和性质。若出现表情淡漠、嗜睡、全身不适时，应绝对卧床休息。一旦发生病情变化，立即通知医师。

（4）心理护理

使患者及家属了解相关的知识，稳定情绪，减轻思想顾虑，鼓励患者治疗疾病的信心，使其积极配合治疗。

【健康教育】

（1）加强营养，适当锻炼，增强机体抵抗力。

（2）保持耳道的清洁干燥，避免进脏水。

（3）定期复查，若出现身体不适，头痛呕吐等症状时应及时到医院就诊。

第四章　鼻科患者的护理

第一节　鼻前庭炎患者的护理

鼻前庭炎是指鼻前庭皮肤的弥漫性炎症，分为急性、慢性两种。多因急性或慢性鼻炎、鼻窦炎、过敏性鼻炎的鼻腔分泌物的刺激，长期接触有害粉尘（如烟草、皮毛、石棉、水泥等）及不良的生活习惯刺激局部所致。患糖尿病时容易发生。

【临床表现】

（1）症状

急性者局部疼痛较剧，尤以擤鼻时明显。慢性者局部皮肤发痒、干燥、结痂，常影响呼吸。

（2）体征

急性者体格检查可见鼻前庭皮肤局部充血、肿胀、触痛，可伴有浅表糜烂。慢性者鼻前庭鼻毛稀少，皮肤增厚、结痂或皲裂，清除痂皮后可有小出血创面。

【辅助检查】

（1）前鼻镜检查

可见鼻前庭皮肤病变。

（2）鼻咽部活组织检查

主要为确认鼻咽部病变。

（3）耳、鼻、咽拭子细菌培养

培养能分辨致病菌，有利于诊断和治疗。

【治疗原则】

（1）去除病因：治疗鼻腔疾病，加强鼻腔清洁，避免有害粉尘刺激，改正挖鼻习惯。

（2）急性期湿热敷或局部红外线照射。

（3）慢性结痂者用3%过氧化氢清除痂皮和脓液，再涂以1%～2%黄降汞软膏或抗生素软膏；渗出较多者，用5%氧化锌软膏涂擦。

（4）皮肤糜烂和皲裂处涂以10%硝酸银，再涂抗生素软膏，每天3次。

【护理评估】

（1）健康史

询问患者有无急慢性鼻炎、鼻窦炎、过敏性鼻炎、糖尿病病史，有无长期接触有害粉尘（如烟草、皮毛、石棉、水泥等），有无挖鼻不良生活习惯。

（2）身体状况

急性者感觉鼻孔内疼痛不定，尤其以擤鼻时明显。慢性者，鼻毛脱落，鼻前庭处附干痂或脓痂，患者常感觉鼻孔发痒、发热、异物感。

（3）心理-社会状况

由于患者鼻部不适症状明显，护士应多关心、理解患者，了解患者的生活习惯，向患者讲解疾病相关知识，以满足患者对疾病的认知度。

【护理诊断】

（1）疼痛

与局部炎症有关。

（2）知识缺乏

缺乏鼻前庭炎的有关预防知识。

【护理措施】

（1）一般护理

多饮水，注意休息。禁食辛辣刺激食物，多食蔬菜，保持大便通畅。

（2）病情观察

①注意局部用药反应，药物性皮炎者禁用有致敏可能的药物。

②长期不愈或多次发病者需注意有无全身疾病（如糖尿病）存在。

（3）治疗配合

①去除病因：积极治疗鼻前疾病，消除鼻腔刺激性分泌物的刺激；避免有害粉尘的刺激；改变不良的生活习惯。

②对症治疗：急性者，可用生理盐水或硼酸液湿热敷，理疗，配合外用抗生素软膏，可辅以全身广谱抗生素治疗。慢性者，可用3%过氧化氢溶液清除痂皮，外用抗生素软膏治疗。渗出多者，可涂以5%氧化锌软膏；皮肤糜烂或皲裂，可先用10%～20%的硝酸银烧灼，再涂以抗生素软膏。

【健康教育】

（1）改变挖鼻及拔鼻毛的不良生活习惯。

（2）避免接触有害粉尘，禁用肥皂水清洗患处。

（3）积极治疗鼻腔及鼻窦疾病，保持鼻腔通畅，避免分泌物刺激。

第二节　鼻疖患者的护理

鼻疖是指鼻前庭或鼻尖部的毛囊、皮脂腺或汗腺的局限性急性化脓性炎症。多为单侧，常因挖鼻、拔鼻毛等不良的生活习惯引起。金黄色葡萄球菌是主要的致病菌，也可继发于鼻前庭炎，糖尿病和机体抵抗力下降者易发病。

【临床表现】

（1）症状

初起时，疼痛剧烈，局部灼热、红肿。可伴有全身不适。随着病情发展，疼痛日益加重。严重者，可合并上唇及面颊部蜂窝织炎。多在起病1周后，疖成熟破溃排出脓液，症状随之减轻。

（2）体征

皮肤呈局限性隆起，周围浸润发硬、发红。疖可多发，但多在一侧鼻前庭内。疖成熟时，顶部可见黄色脓头。严重者，上唇、面颊、下睑处肿胀。颏下、颌下淋巴结可增大。

（3）并发症

发生于“危险三角区”的疖，若处理不当，严重者可引起颅内并发症（海绵窦血栓性静脉炎）。患此并发症者可表现为高热、寒战、头剧痛。患侧局部眼睑及结膜水肿、眼球突出、固定，甚至失明。若不及时进行正确的治疗，1~2天可波及对侧，严重者可危及生命或遗留脑和眼部后遗症。

【辅助检查】

血常规检查白细胞数和中性粒细胞比例增高。

【治疗原则】

（1）疖未成熟时，可用1%氧化氨基汞软膏、10%鱼石脂软膏或抗生素软膏涂抹，配合理疗等，同时全身使用抗生素。

（2）疖成熟后，可在无菌操作下持尖刀片挑破脓头后用小镊子钳出脓栓，注意勿切及周围浸润部分，切忌挤压。

（3）疖破溃后，局部清洁消毒，破口涂以抗生素软膏。

（4）合并海绵窦感染者，应给予足量抗生素，及时请眼科和神经科医师会诊，以协助治疗。

【护理评估】

（1）健康史

询问患者有无经常感冒、鼻前庭炎及糖尿病史，有无挖鼻、拔鼻毛等不良习惯。

（2）身体状况

局部红、肿、热、痛，可伴有全身症状。鼻前庭可见黄白色脓点，多在1周后溃破流脓自愈。严重者引起上唇及面颊部蜂窝织炎，表现为患侧上唇和面颊肿胀，全身症状加重。

（3）心理-社会状况

因疖肿疼痛剧烈，患者就诊时可表现出痛苦表情。护士应多关心、理解患者，并讲解疾病相关知识，以满足其对疾病的认知。

【护理诊断】

（1）疼痛

与局部炎症刺激有关。

（2）体温过高

与细菌感染有关。

（3）潜在并发症

上唇和面颊部蜂窝织炎、海绵窦血栓性静脉炎，由感染扩散引起。

（4）知识缺乏

挖鼻、拔鼻毛或挤压鼻疖，与缺乏鼻疖防治知识有关。

【护理措施】

（1）一般护理

注意营养、休息和睡眠，多饮水，禁食辛辣及刺激性食物，多食蔬菜，保持大便通畅。慢性病例或屡发者应排除全身影响因素，如糖尿病等。

（2）病情观察

①严密观察鼻疖的大小、局部疼痛变化。

②观察患者生命体征变化，若出现高热、寒战、头痛剧烈等不适症状，及时通知医师处理。

（3）用药护理

①疖未成熟者，可予以局部理疗，以消炎镇痛。并用10%鱼石脂软膏涂抹，促进疖成熟破溃。同时全身使用抗生素。

②疖已成熟者，可待其自行穿破，或涂以少许苯酚或30%硝酸银促进破溃，破溃后，局部清洁消毒，充分引流，防止结痂，促进其彻底愈合。

③合并海绵窦血栓性静脉炎者，使用足量、有效的抗生素，及时请眼科及神经科医师会诊，协助治疗。

【健康教育】

（1）疖未成熟者，指导其局部涂抹抗生素软膏、配合理疗等的正确方法，以控制炎症或促使疖肿成熟。

（2）疖已成熟者，叮嘱其切忌挤压或热敷，以防炎症扩散，引起严重并发症。

（3）指导患者勿挖鼻、拔鼻毛。若再次发生鼻疖，切勿自行挤压或热敷。

（4）日常生活有规律，注意劳逸结合，忌辛辣刺激性食物。

（5）若有糖尿病等全身性疾病，配合医生积极治疗。

第三节　急性鼻炎患者的护理

急性鼻炎是一种由病毒感染引起的鼻腔黏膜急性炎症性疾病，可经呼吸道传播，俗称“伤风”“感冒”，有传染性，四季均可发病，以冬季、季节交替、气候变化不定时多见。

【临床表现】

（1）局部症状

初期表现为鼻内干燥、灼热感或痒感和喷嚏，继而出现鼻塞、水样鼻涕、嗅觉减退和闭塞性鼻音。继发细菌感染后，鼻涕变为黏液性、黏脓性或脓性。

（2）全身症状

因个体而异，轻重不一，也可进行性加重。多数表现为全身不适、倦怠、头痛和发热（37~38℃）等。小儿全身症状较成人重，多有高热（39℃以上），甚至惊厥，常伴有消化道症状，如呕吐、腹泻等。若无并发症，上述症状逐渐减轻乃至消失，病程7~10天。

（3）并发症

感染向前蔓延可引起鼻前庭炎；经鼻窦开口向鼻窦内蔓延，可引起急性化脓性鼻窦炎；经咽鼓管向中耳扩散，可引起急性中耳炎；经鼻咽部向下扩散，可致急性咽炎、喉炎、气管炎及支气管炎，小儿、老人及抵抗力低下者，还可并发肺炎。

【辅助检查】

（1）鼻腔检查

可见鼻黏膜充血、肿胀，下鼻甲充血、肿大，总鼻道或鼻底有较多分泌物。

（2）实验室检查

合并细菌感染者可出现白细胞升高。

【治疗原则】

以支持和对症治疗为主，同时预防并发症。

(1) 局部治疗

鼻内用减充血剂，首选盐酸羟甲唑啉喷雾剂，亦可用1%（小儿用0.5%）麻黄碱滴鼻液滴鼻，减轻黏膜肿胀，改善鼻腔通气、引流。此类药物连续使用不宜超过7天，最长不超过10天。

(2) 全身治疗

抗病毒治疗，口服板蓝根、维C银翘片等。合并细菌感染或可疑并发症时，全身应用抗生素。发热者给予解热镇痛药。

【护理评估】

(1) 健康史

评估患者发病前的健康状况，近期是否与类似患者接触，是否有引起本病的局部或全身性因素。

(2) 身体状况

潜伏期1~3天。起病时鼻或鼻咽部干燥、痒感，频繁打喷嚏；随即出现鼻塞、流清水样鼻涕；继之鼻塞加重，鼻涕转为黏液脓性，不易擤出。全身症状轻重不一，可有发热、头痛、四肢酸软等不适症状。儿童的全身症状较成人多。

(3) 心理-社会状况

急性鼻炎患者由于有鼻塞、喷嚏、流涕、嗅觉障碍及全身不适等症状，患者很容易出现焦虑、烦躁等心理变化。因此，护士应通过与患者的交流，了解其性格特点、行为习惯、职业与受教育程度，提高患者对本病的认知程度，调整其心理状态。

【护理诊断】

(1) 舒适受损：鼻塞、流涕、张口呼吸

与鼻黏膜肿胀引起通气障碍有关。

(2) 体温过高

与急性炎症引起的全身反应有关。

（3）潜在并发症

鼻窦炎、中耳炎、肺炎等。

（4）知识缺乏

缺乏疾病相关的自我保健和预防传播的知识。

【护理措施】

（1）指导正确的滴鼻法，选用合适的滴鼻剂，如儿童使用0.5%麻黄碱液滴鼻，成人使用1%麻黄碱液滴鼻，改善鼻腔通气、引流，注意此类药物连续使用时间一般不大于7天。局部可采用热敷、红外线照射和超短波透热疗法，能促进炎症消退，改善症状。

（2）指导患者采用正确的擤鼻方法，初起时可用蒸气吸入法以减轻鼻腔黏膜水肿，促进分泌物排出。

（3）指导患者多饮水，饮食清淡，利尿通便，加速毒素排出。初起时可采用发汗疗法，如热水浴，或用生姜、红糖、葱白煎水热服等，可缩短病程。发热时告知患者需卧床休息，也可给解热镇痛的药物。

（4）注意观察体温等全身及鼻部分泌物等局部变化，如果出现高热、脓性鼻涕、耳痛、耳闷等，应警惕鼻窦炎、中耳炎等并发症的发生。

（5）合并细菌感染或疑有并发症时，遵医嘱应用抗菌药物控制感染，预防或治疗并发症。

【健康教育】

（1）指导患者正确滴鼻、擤鼻（左、右侧鼻腔分次擤鼻）。

（2）生活有规律，注意劳逸结合，忌辛辣刺激性食物。

（3）加强锻炼，增强体质。冬季增加户外活动，以增强对寒冷的适应能力。

（4）疾病流行期间，避免到人员密集的场所，注意开窗通风。患病期间，外出戴口罩，勤洗手，避免传播他人。

第四节　慢性鼻炎患者的护理

慢性鼻炎是指鼻腔黏膜及黏膜下层的慢性非特异性炎症。临床以鼻腔黏膜肿胀、分泌物增多、无明确致病微生物感染、病程持续3个月以上或反复发作为特点。本病多因急性鼻炎反复发作或迁延不愈而来；也可因邻近组织病变，烟酒、粉尘、有害气体的长期刺激以及高温、寒冷、潮湿等职业环境因素等引起；长期使用血管收缩剂可引起药物性鼻炎。全身慢性疾病，如糖尿病、贫血、营养不良、内分泌失调等常为慢性鼻炎的发病基础。一般分为慢性单纯性鼻炎和慢性肥厚性鼻炎，前者为鼻腔黏膜组织以充血肿胀为主的可逆性病变，后者多由前者发展演变而来，为鼻腔黏膜和黏膜下组织以增生为主的不可逆病变。

【临床表现】

（1）症状

1）慢性单纯性鼻炎

①间歇性或交替性鼻塞：夜间、寒冷、休息时重，白天、夏季、运动时减轻。侧卧时，变换侧卧方位，两侧鼻塞可交替发生。

②多涕：一般为黏液白涕，继发感染时有脓涕。

③其他：一般无闭塞性鼻音、耳鸣及耳闭塞感等伴随症状，偶有头痛、头晕等不适。

2）慢性肥厚性鼻炎

①鼻塞：单侧或双侧持续性鼻塞，多无交替性。

②涕少：黏液性或黏脓性，不易擤出。

③其他：常有闭塞性鼻音、耳鸣及耳闭塞感，伴有头痛、头晕、咽干、咽痛等，少数患者可有嗅觉减退。

（2）体征

1）慢性单纯性鼻炎：黏膜充血，下鼻甲肿胀、表面光滑、柔软、有弹性。探针轻压有凹陷，探针移开后立即恢复。对血管收缩剂敏感。鼻腔内有黏涕。

2）慢性肥厚性鼻炎：鼻黏膜充血呈暗红色，下鼻甲黏膜肥厚，表面不平，呈结节状、桑葚状。局部黏膜弹性差，探针触诊硬实，无凹陷，或虽有凹陷不易恢复。对减充血剂不敏感。

（3）并发症

鼻窦炎、中耳炎等。

【辅助检查】

（1）慢性单纯性鼻炎

检查鼻腔黏膜呈暗红或淡红色，肿胀，以下鼻甲黏膜最为明显。黏膜表面光滑、湿润、柔软而富于弹性；用探针轻压之有凹陷，移去探针后立即恢复原状；涂用1%麻黄碱液后黏膜明显收缩，鼻甲缩小。鼻腔分泌物较黏稠，多积留于鼻腔底部，总鼻道可有黏液丝。

（2）慢性肥厚性鼻炎

检查鼻腔黏膜呈淡紫或粉红色，肥厚，以下鼻甲游离缘及其前端和中鼻甲前端最为明显。黏膜表面不平，呈结节状或桑葚状；用探针压之有坚实感，不显凹陷，或有凹陷但移去探针后不能迅速恢复原状；涂用1%麻黄碱液后黏膜不收缩或收缩不明显。鼻腔底部常有稠厚的分泌物。

【治疗原则】

祛除病因，恢复鼻腔通气功能。

（1）病因治疗

找出全身和局部病因，及时治疗全身性慢性疾病，邻近感染病灶和鼻中隔偏曲等。

（2）局部治疗

①鼻内用糖皮质激素：慢性鼻炎首选用药，具有良好的抗炎作用，并最终产生减少充血的效果。可根据需要较长期应用，疗效和安全性好。

②鼻内用减充血剂：一般只在慢性鼻炎伴发急性感染时选用，可用0.5%~1%麻黄碱滴鼻液滴鼻，此类药物长期使用可引起药物性鼻炎，一般不宜超过10天。禁用萘甲唑啉，因已证实其可引起药物性鼻炎。

③鼻腔清洗：鼻内分泌物较多或较黏稠者，可用生理盐水清洗鼻腔，以清除鼻内分泌物，改善鼻腔通气。

（3）手术治疗

慢性肥厚性鼻炎黏膜肥厚、对减充血剂不敏感者，可行下鼻甲黏膜下下鼻甲骨质部分切除术（切除范围以不超过下鼻甲的1/3为宜）或下鼻甲骨折外移术。

【护理评估】

（1）健康史

评估患者有无鼻咽部的慢性炎症性疾病，有无鼻部长期用药不当等；评估患者有无烟酒嗜好或长期疲劳等诱因；了解患者有无贫血、风湿病、营养不良、慢性便秘等慢性疾病。

（2）身体状况

鼻塞、流涕，伴嗅觉减退、头晕，如肥大的下鼻甲压迫咽鼓管咽口，可致耳鸣及听力下降。鼻黏膜暗红、肥厚，鼻甲肥大，表面不平，鼻道有分泌物。

（3）心理-社会状况

慢性鼻炎大多由急性鼻炎发展而来，平时对感冒不够重视，而一旦演变为慢性鼻炎，出现鼻塞、流涕及嗅觉障碍等症状，患者很容易出现焦虑、烦躁等心理变化。因此，护士应通过与患者的交流，了解其性格特点、行为习惯、职业与受教育程度，了解其对本病的认知程度和心理状态。

【护理诊断】

（1）清理呼吸道无效

鼻塞，与鼻黏膜肿胀、肥厚及分泌物增多有关。

（2）舒适的改变

头晕、头痛、耳鸣、耳闷等，与鼻黏膜肿胀、肥厚有关。

（3）感觉紊乱

嗅觉减退或丧失，为鼻塞或嗅器变性所致。

（4）焦虑

与慢性炎症久治不愈和担心手术治疗效果有关。

（5）潜在并发症

鼻窦炎、中耳炎。

【护理措施】

（1）心理护理

多与患者沟通，引导患者树立信心，解除焦虑，积极配合治疗。

（2）观察病情

注意观察病情变化，如出现耳鸣、耳聋、听力下降，可能并发中耳炎；如脓涕增多，鼻塞、头痛加重，可能并发鼻窦炎。应及时报告医生并协助处理。

（3）治疗护理

①慢性单纯性鼻炎，下鼻甲黏膜下注射普鲁卡因进行局部封闭。针刺鼻通、迎香等穴位，缓解鼻塞。

②慢性肥厚性鼻炎如采用以上治疗无效，可行下鼻甲黏膜下硬化剂注射、冷冻及激光疗法等。

（4）用药护理

遵医嘱给予血管收缩剂滴鼻或服用霍胆丸、鼻炎片等中成药。使用滴鼻剂时应严格掌握适应证，并注意药物浓度，如儿童禁用萘甲唑啉，应选用0.5%麻黄碱滴鼻液；高血压患者、老年人和孕妇慎用麻黄碱滴鼻液，了解用药后鼻腔通气情况，有无严重的反跳性鼻塞。

（5）手术护理

①了解患者的手术方式、术中情况、切口和引流情况。遵医嘱给予患者吸氧，心电监护，严密监测生命体征。

②观察鼻腔渗血情况，术后鼻腔有少许血性分泌物渗出，应协助患者用湿巾或干净的卫生纸轻轻拭去。如鼻腔持续流出较多血性分泌物，应及时告知医师，准确记录出血量，并给予鼻额部冷敷。

③嘱患者不要用力咳嗽、咳痰，以免伤口出血。

【健康教育】

（1）锻炼身体，提高机体抵抗力。注意防寒保暖。戒除烟酒嗜好。

（2）改善生活和工作环境，避免粉尘和有毒、有害气体刺激。

（3）清除邻近感染病灶，积极治疗全身慢性病。避免长期滴用血管收缩剂，以防止药物性鼻炎的发生。

（4）指导患者学会正确的擤鼻方法：紧压一侧鼻翼，轻轻擤出对侧鼻腔的鼻涕；或将鼻涕吸到咽部后吐出。切忌紧捏双侧鼻翼用力擤鼻，以免引起鼻窦炎或中耳炎。

第五节　变应性鼻炎患者的护理

变应性鼻炎是发生在鼻黏膜的变态反应性疾病，又称过敏性鼻炎，分为常年性变应性鼻炎和季节性变应性鼻炎，后者又称“花粉症”。临床以鼻痒、喷嚏、鼻分泌亢进、鼻黏膜肿胀等为主要特点。近年来该病发病率有增加趋势，可能与大气污染、空气中的 SO_2 浓度增高有关，以儿童、青壮年多见，无性别差异。

【临床表现】

过敏性鼻炎患者有四大主症，即阵发性喷嚏、大量清水样涕、鼻塞和鼻痒。

(1) 症状

喷嚏阵发性发作，每次可有数个到数十个；大量清水样涕，是鼻分泌亢进的表现，有时可不自觉地从鼻孔滴下；鼻塞程度轻重不一；鼻内发痒，同时可伴有眼、外耳道及面部痒、不适等。部分患者可有嗅觉减退、流泪等间接症状。

(2) 体征

鼻黏膜水肿，呈苍白色或淡蓝色，以双下鼻甲最为明显。总鼻道可见有清涕，反复发作者中鼻甲可呈息肉样变。

(3) 并发症

鼻黏膜与呼吸道其他部位黏膜在解剖上连接，且同属免疫系统的黏膜相关淋巴组织。鼻黏膜变态反应产生的炎症介质和细胞因子也可作用于其他部位，引起以下并发症：支气管哮喘、变应性鼻窦炎、过敏性咽喉炎、分泌性中耳炎。

【辅助检查】

(1) 鼻分泌物检查

发作期可见大量嗜酸性粒细胞。

（2）查找致敏过敏原

可通过特异性皮肤试验等查找致敏过敏原。过敏原皮肤试验是常用的诊断方法。以各种常见过敏原溶液0.01ml于上臂掌侧皮肤做皮内注射，以生理盐水作对照。如激发部位出现风团和红晕，视为阳性。

（3）特异性IgE测定

过敏性鼻炎患者血清和鼻分泌物特异性IgE可为阳性，其血清总IgE水平可在正常范围内，若合并支气管哮喘则可升高。

【治疗原则】

ARIA（2008）推荐对变应性鼻炎的阶梯治疗方案如下。

（1）轻度间歇性鼻炎

抗组胺药（口服或鼻内）和（或）减充血剂。

（2）中、重度间歇性鼻炎

鼻内给予糖皮质激素（2次/天）；治疗1周后复查，如需要可加用抗组胺药和（或）短期内口服糖皮质激素（泼尼松）。

（3）轻度持续性鼻炎

抗组胺药（口服或鼻内）或鼻内低剂量糖皮质激素（1次/天）。

（4）中、重度持续性鼻炎

鼻内给予糖皮质激素（2次/天），口服抗组胺药，或在治疗开始短期内口服糖皮质激素。

对于持续性鼻炎和（或）伴有哮喘，可行特异性免疫治疗。如舌下含。

【护理评估】

（1）健康史

评估患者过去的健康状况及有无家族史；评估患者有无明确的致敏原，如花粉、食物、尘螨等。特别是变应性疾病，寻找有关病因，评估患者鼻塞、流涕、喷嚏以及嗅觉障碍的程度。

（2）身体状况

本病发病急，消失快。与变应原接触后突然发作，先是鼻痒，然后连续不断打喷嚏，流大量清水样鼻涕，伴鼻塞、嗅觉减退。鼻镜检查见鼻黏膜水肿，呈苍白色或淡蓝色。鼻甲可呈息肉样变或有息肉形成。

(3) 心理-社会状况

变应性鼻炎患者由于鼻痒、喷嚏及有大量的鼻分泌物，导致社交困难，学习、工作和生活受影响，因此患者常有孤僻、焦虑、烦躁等心理，护士应通过与患者的交流，了解其性格特点、行为习惯、职业与受教育程度等，评估其对本病的认知程度和心理状态。

【护理诊断】

(1) 清理呼吸道无效

鼻塞、流鼻涕，与鼻黏膜水肿及分泌物增多有关。

(2) 舒适的改变

鼻痒、打喷嚏等，与变态反应有关。

(3) 感觉紊乱

嗅觉减退或丧失，与鼻黏膜水肿有关。

(4) 知识缺乏

缺乏有关变应性鼻炎的防治知识。

【护理措施】

(1) 一般护理

避免接触过敏原，保持室内外清洁干燥，经常晒洗衣物被褥。花粉播散季节，外出时应戴口罩等。

(2) 治疗配合

1）药物治疗的护理

①糖皮质激素类：因其抗感染、抗过敏作用，现较为广泛应用于变态反应性疾病的治疗用药。目前临床上常用的有丙酸氟替卡松鼻喷雾剂（辅舒良）、丙酸倍氯米松喷雾剂（伯克纳）等，但临床应用要注意其适应证及避免药物不良反应。

②抗组胺药物：如氯苯那敏，有一定的中枢抑制作用，表现为嗜睡及困倦，从事驾驶、高空作业、精密机械操作等人员不宜服用。可选用全身不良反应小，见效快的药，如立复汀（左伯克纳）、雷诺考特、曲安奈德等。

③膜保护剂：临床常用4%色甘酸钠溶液滴鼻或喷鼻、酮替芬等。

可稳定肥大细胞膜，减少化学介质的释放。

④减充血剂：主要用于缓解鼻塞症状。常用1%麻黄碱滴鼻液（儿童用浓度为0.5%），但长期使用可致药物性鼻炎，故应限制使用时间及范围。

2）免疫学治疗的护理

①非特异性免疫治疗：如注射卡介苗多糖核酸、分枝杆菌多肽等，作用没有特异性，治疗时间较长。

②特异性脱敏免疫治疗：首先要确定过敏原，以过敏原制成提取液，给患者进行脱敏治疗，逐渐增加其浓度，最终使之不发生或少发生局部变态反应。

3）手术治疗护理：配合医师做好围手术期护理。鼻中隔矫正、下甲部分切除、息肉摘除等手术。筛前神经切断术、翼管神经切断术等可降低神经兴奋性，但不良反应多，疗效有争议。

（3）心理护理

医护人员应多和患者沟通，鼓励其说出烦恼，帮助查找过敏原，并做好解释工作，减轻疾病带来的不适感。

【健康教育】

（1）积极锻炼身体，增强机体免疫力。

（2）保持环境和家庭卫生，保持室内通风、清洁、干燥，勤晒衣物、被褥。家装时选用环保材料，减少甲醛的污染。

（3）勿养宠物、花草，不用地毯，尽可能少接触动物皮革、羽毛制品。

（4）花粉播散期尽量减少外出，必要时戴口罩或易地居住。

（5）鼓励患者坚持规范用药，介绍规范用药的效果及意义。

（6）教会患者正确的擤鼻方法，不要用手用力揉搓鼻部。

（7）注意保暖，避免上呼吸道感染，减少诱发因素。

（8）饮食规律，忌烟、酒、辛辣刺激性食物。

（9）定期门诊随访，及时观察治疗进程和治疗效果。

第六节 鼻息肉患者的护理

鼻息肉是鼻腔和鼻窦黏膜的常见慢性疾病，是由于鼻黏膜长期炎性反应引起组织水肿的结果。鼻息肉多来源于中鼻道窦口、鼻道复合体和筛窦，高度水肿的鼻黏膜由中鼻道、窦口向鼻腔膨出下垂而形成息肉。各年龄均有发病，男女比例约为2:1。

【临床表现】

（1）症状

①鼻塞：多为双侧发病，单侧者较少，常表现为双侧鼻塞并逐渐加重为持续性，重者说话呈闭塞性鼻音，睡眠时打鼾；②鼻溢液：鼻腔流黏液样或脓性涕，或为清涕，可伴喷嚏；③嗅觉功能障碍：多有嗅觉减退或丧失；④耳部症状：鼻息肉或分泌物阻塞咽鼓管口，可引起耳鸣和听力减退；⑤继发鼻窦症状：可继发鼻窦炎，患者出现鼻背、额部及面颊部胀痛不适。

（2）体征

鼻内镜检查可见鼻腔内有一个（单发型）或多个（多发型）表面光滑、灰白色、淡黄或淡红色的如荔枝肉状半透明肿物，触之柔软，不痛，不易出血。巨大或复发鼻息肉可致鼻背变宽，形成“蛙鼻”。鼻腔内可见到稀薄浆液性或黏稠、脓性分泌物。

【辅助检查】

（1）鼻镜检查

小息肉位于鼻顶部者多来自筛房，较大息肉常位于总鼻道，呈葡萄状，有细长茎蒂，表面光滑、灰白色，或淡红色，质柔软。如鼻窦有化脓性病变者，鼻道有脓性分泌物；如为变态反应性者，有水样分泌物，鼻分泌物涂片有嗜酸细胞。

（2）X线拍片检查

必要时注入碘油后摄片。

（3）活体组织检查

如可疑恶性变时，应进行活体组织检查，以免误诊。

【治疗原则】

因本病有复发倾向，故多主张综合治疗。

（1）类固醇激素疗法

该疗法适用于：①初发息肉：当息肉较小时以皮质激素类气雾剂（如倍氯米松、伯可纳、辅舒良）鼻内喷雾，可阻止息肉生长甚至消失；②堵塞总鼻道的大体积息肉；为便于手术摘除，先口服泼尼松，每天30~60mg，连服1周，可使息肉体积明显缩小；③鼻息肉术后：术后以类固醇激素气雾剂喷鼻，坚持1~2个月，可防止和延续息肉复发。

（2）手术治疗

可手术摘除鼻息肉。术后应给予抗组胺及皮质类固醇激素类药物以防复发。传统手术方式是用圈套、钳夹将息肉连带切除。也可用电灼、激光、微波等方法。

【护理评估】

（1）健康史

评估患者有无慢性鼻炎、鼻窦炎病史，有无支气管哮喘病史，有无家族遗传史。

（2）身体状况

持续性鼻塞、嗅觉减退、闭塞性鼻音、睡眠时打鼾等症状均可出现，其程度视息肉大小和部位而异。鼻息肉阻塞鼻窦引流，可引起鼻窦炎，此时鼻分泌物较多，且常有头痛。后鼻孔息肉可致呼气时鼻阻塞感。若阻塞咽鼓管咽口，可引起耳鸣和听力减退。

（3）心理-社会状况

因鼻塞、鼻息肉反复发作，影响正常的工作、学习、生活，患者易产生焦虑心理。护士应多关心患者，并注意评估患者的心理状态，以了解其对疾病的认知和期望。

【护理诊断】

（1）舒适改变：鼻塞、张口呼吸

与鼻息肉及鼻腔填塞有关。

（2）潜在并发症

术后出血、脑积液鼻漏等。

（3）知识缺乏

缺乏鼻息肉手术后的自我护理知识。

【护理措施】

（1）遵医嘱使用糖皮质激素，并向患者讲解其作用与副作用。

（2）需手术治疗者参见“鼻科手术患者常规护理”。

【健康教育】

（1）指导患者正确使用喷鼻剂喷鼻。

（2）生活有规律，注意劳逸结合，忌烟、酒、辛辣刺激性食物。

（3）加强锻炼，增强机体抵抗力，防止感冒。

（4）术后定期随访，并遵医嘱接受综合治疗，以防鼻息肉复发。

第七节　鼻中隔偏曲患者的护理

鼻中隔偏曲是指鼻中隔偏向一侧或双侧，或局部有突起，并引起鼻腔功能障碍，如鼻塞、鼻出血和头痛等。鼻中隔偏曲大多属先天性发育异常，后天继发者较少，如不引起临床症状，则不需处理。

【临床表现】

（1）鼻塞

最常见，多呈持续性鼻塞。C形偏曲或嵴突引起同侧鼻塞，久之对侧下鼻甲代偿性肥大。S形偏曲引起双侧鼻塞。

（2）头痛

偏曲部位压迫下鼻甲或中鼻甲，引起同侧反射性头痛。

（3）鼻出血

多见于偏曲的凸面或嵴、棘处，因黏膜张力较大，鼻中隔软组织供血丰富，易出血。

（4）鼻窦炎

高位鼻中隔偏曲妨碍鼻窦引流时可出现。

（5）耳鸣

影响咽鼓管通气时可出现。

【辅助检查】

（1）鼻内镜检查可探明偏曲。

（2）影像学检查（X 线摄片、CT 或 MRI 扫描）有助于明确诊断，了解病变范围。

【治疗原则】

以手术治疗为主，配合对症治疗。手术方式主要有鼻中隔成形术与鼻中隔黏膜下切除术。鼻中隔成形术尤其适合于尚在生长发育期的青少年患者。

【护理评估】

（1）健康史

评估患者有无鼻外伤史，儿童时期有无腺样体肥大病史，评估患者是否有鼻塞、头痛、鼻出血等症状。

（2）身体状况

①鼻塞：为主要症状，可表现为双侧或单侧鼻塞，取决于偏曲的类型和是否存在下鼻甲代偿性肥大。

②鼻出血：常发生在偏曲之凸面、骨棘或骨嵴的顶尖部。

③头痛：偏曲之凸面挤压同侧鼻甲时，可引起同侧头痛。

④邻近器官症状：可继发鼻窦炎和上呼吸道感染。

（3）心理-社会状况

因鼻塞、头痛等，加之严重者影响鼻的外形，患者易产生焦虑心理。护士应多关心患者，并注意评估患者的心理状态，以了解其对疾病的认知和期望。

【护理诊断】

(1) 潜在的鼻出血

与鼻中隔偏曲，鼻黏膜受空气和灰尘刺激后黏膜糜烂及手术创面存在有关。

(2) 潜在的上呼吸道、鼻窦感染

与鼻窦通气引流障碍有关。

(3) 舒适的改变：头痛

与偏曲的鼻中隔压迫鼻甲神经及术后鼻腔填塞有关。

【护理措施】

(1) 向患者解释手术过程及术中配合要点，减轻患者顾虑。

(2) 术前常规给麻黄碱滴鼻，收敛鼻黏膜。术前日剪鼻毛，男患者剃胡须。按医嘱术前用药（阿托品、苯巴比妥）。

(3) 术后半坐卧位，可给局部冷敷以减少渗血，保持口腔清洁，观察有无活动性出血。

(4) 温半流质饮食，避免过度咀嚼，防止打喷嚏、咳嗽，以免纱条移动和脱落。

(5) 24~48 小时抽除纱条后，按时给麻黄碱滴鼻。

(6) 嘱患者术后吸鼻腔分泌物，禁用力擤鼻。

【健康教育】

(1) 指导患者正确使用滴鼻剂滴鼻。

(2) 术后注意保护鼻部勿受外力碰撞，以防出血或影响手术效果。

(3) 短期内避免剧烈运动。

(4) 生活有规律，注意劳逸结合，忌烟、酒、辛辣刺激性食物。

第八节　急性鼻窦炎患者的护理

急性鼻窦炎是鼻窦黏膜的急性化脓性炎症，症状持续时间在12周以内。多与鼻炎同时存在，也常称为急性鼻-鼻窦炎。病情严重者可累及骨质，甚至可引起周围组织和邻近器官的并发症。由于鼻窦与鼻腔的黏膜相连续，鼻腔有急性炎症时，必然会累及鼻窦。一般鼻腔炎症消退后，鼻窦炎症也随之消退。若炎症在鼻窦内进一步扩展，或鼻窦有慢性炎症，在鼻腔急性炎症的影响下急性发作，形成化脓性病变，即成为急性鼻窦炎。

【临床表现】

1. 症状

（1）全身症状

患者可有畏寒、发热、食欲减退、周身不适等症状。因常继发于上呼吸道感染或急性鼻炎，患者个人表现为上述症状在原有基础上加重。小儿全身症状明显，可合并出现咳嗽、呕吐、腹泻等呼吸道和消化道症状。

（2）局部症状

1）鼻塞：多为持续性鼻塞，伴有嗅觉的暂时减退或丧失。

2）脓涕：鼻腔内大量的脓涕、脓血涕。牙源性上颌窦炎者脓涕有恶臭。

3）头痛或局部疼痛：为常见症状，与黏膜肿胀和分泌物、细菌毒素压迫和刺激神经末梢有关。疼痛有一定的时间、部位和周期特点。一般前组鼻窦炎引起的头痛多位于额部及颌面部，而后组鼻窦炎的头痛部位多位于颅底或枕部。因分泌物引流特点的不同：①急性上颌窦炎，前额部、同侧面颊部胀痛，上列磨牙痛。晨起轻，午后重。②急性额窦炎，前额部疼痛晨起明显，渐加重，午后开始减轻，至晚间可完全消失，次日又反复发作。③急性筛窦炎，疼痛多位于鼻根部和内眦部，前组筛窦炎类似于急性额窦炎，后组筛窦炎的疼痛特点与蝶窦炎相似。④急性蝶窦炎，疼痛部位较深，多为眼球深处或枕后钝性疼痛，晨起轻，午后重。

2. 体征

（1）局部红肿、压痛

部分患者，特别是儿童，鼻窦表面皮肤及软组织可有红肿、局部压痛和叩击痛。上颌窦炎多有面颊部压痛，额窦炎多为额部及眶内上角压痛，急性筛窦炎多为鼻根部和内眦部压痛。

（2）鼻腔检查

前组鼻窦炎在中鼻道可见脓性分泌物聚集，周边黏膜充血、肿胀，后组鼻窦炎则多可见嗅裂局部脓性分泌物聚集，或聚集于鼻腔后段或流入鼻咽。当脓性分泌物量较少或怀疑鼻窦炎存在时，可首先用1%麻黄碱收缩鼻腔黏膜，行体位引流后再观察鼻腔脓性分泌物聚集的情况。

3. 并发症

鼻出血、咽及扁桃体炎、咽喉炎、气管炎和支气管炎、支气管哮喘、肺炎、急性中耳炎等。由于抗生素的使用，鼻源性眶内并发症和鼻源性颅内并发症已较少出现，但是一旦出现，后果严重，故仍不能放松警惕。

【辅助检查】

（1）前鼻镜检查

鼻黏膜充血、肿胀，以中鼻甲和中鼻道黏膜为甚。鼻腔内有大量黏脓或脓性鼻涕。

（2）鼻内镜检查

查看鼻道和窦口及其附近黏膜的病理改变，包括窦口形态、黏膜红肿程度、息肉样变及脓性分泌物来源等。

（3）影像学检查

鼻窦 CT 扫描，可清楚显示鼻窦黏膜增厚及病变范围等，也可选择鼻窦 X 线摄片检查。

（4）上颌窦穿刺冲洗

针对全身症状消退后的急性上颌窦炎既是诊断也是治疗的手段。本病的治疗要点是去除病因，改善鼻腔鼻窦通气引流，控制感染及预防并发症的发生。

【治疗原则】

祛除病因，解除鼻腔鼻窦引流和通气障碍，控制感染，预防并发症。

（1）全身治疗

①使用足量、有效抗生素以及时控制感染，防止发生并发症或转为慢性鼻窦炎。

②特应性体质如变应性鼻炎、哮喘者，必要时使用抗变态反应药物全身治疗。

③全身慢性疾病或邻近感染病变如牙源性上颌窦炎等，应有针对性地进行治疗。

（2）局部治疗

①鼻内用减充血剂和糖皮质激素。

②体位引流：引流出鼻窦内潴留的分泌物。

③物理治疗：局部热敷、短波透热或红外线照射等。

④鼻腔冲洗。

【护理评估】

（1）健康史

本病常继发于急性鼻炎或上呼吸道感染，询问患者有无与本病有关的局部和全身疾病史，以及过劳、受凉等使机体抵抗力下降的诱因。

（2）身体状况

以持续性鼻塞、流脓涕、头痛或局部疼痛为主，伴畏寒、发热等全身症状。检查鼻黏膜充血、肿胀，鼻腔内有大量脓涕，有相应的局部红肿与压痛。

（3）心理-社会状况

急性鼻窦炎患者由于头痛明显，鼻塞及流大量的脓性涕和嗅觉减退，因此患者常有焦虑、烦躁等心理变化，护士应通过与患者的交流，了解其性格特点、行为习惯、职业与受教育程度等，评估其对本病的认知程度和心理状态。

【护理诊断】

（1）急性疼痛

与黏膜肿胀压迫及分泌物、细菌毒素刺激神经末梢有关。

（2）体温过高

与炎症引起全身反应有关。

（3）感知受损：嗅觉减退

与鼻窦黏膜炎症、肿胀及窦口阻塞有关。

（4）舒适受损：鼻塞

与鼻腔黏膜肿胀和分泌物潴留或手术后鼻腔纱条填塞有关。

（5）潜在并发症

急性咽炎、扁桃体炎、喉炎、气管炎、中耳炎、眶及颅内并发症。

【护理措施】

（1）一般护理

嘱患者注意休息，多饮水，进易消化食物。戒除烟酒嗜好。保持室内空气流通，尽量避免粉尘及各种有害化学物质刺激。

（2）病情观察

密切观察病情，及时报告医生并协助处理。如体温有无升高，脓涕是否增多，鼻塞、头痛等是否加重，有无耳痛、耳闷感、听力下降，咳嗽、痰多，眼痛、眼球运动受限、视力下降等症状，防止发生并发症或转为慢性。

（3）治疗配合

①控制感染：遵医嘱全身使用有效足量抗生素，及时控制感染，防止发生并发症或转为慢性。

②鼻腔点药：指导患者正确鼻腔点药。鼻内糖皮质激素类药物可有效抗感染、抗水肿。局部可使用减充血剂，如1%麻黄碱滴鼻液滴鼻，收缩鼻腔黏膜保持鼻腔良好通气，但不宜长期使用，特别是儿童和青少年。

③上颌窦穿刺冲洗：需在患者全身症状消退和局部炎症基本控制后施行。冲洗出的脓性分泌物可做细菌培养和药物敏感性试验，以指导进一步治疗。冲洗后可向窦腔内注入抗生素、类固醇激素及糜蛋白酶等。

④体位引流的护理：可有效引流脓涕及局部用药，患儿可根据情况使用鼻腔置换法帮助窦腔引流。

⑤物理治疗的护理：局部热敷、短波透热或红外线照射等，可促进炎症消退和改善症状。

（4）用药护理

遵医嘱给予患者全身使用足量抗生素控制感染，高热者给予解热镇痛药，鼻内滴用血管收缩剂和糖皮质激素，缓解鼻塞。

【健康教育】

（1）指导患者正确滴鼻、鼻腔冲洗、体位引流等，同时养成正确的擤鼻方法。

（2）若出现高热不退、头痛加剧、眼球运动受限等症状，应及时就诊。

（3）加强锻炼，增强机体抵抗力，防止感冒。

（4）生活有规律，劳逸结合，忌烟、酒、辛辣刺激性食物。注意工作、生活环境的洁净，加强室内通风。

（5）患急性鼻炎时，不宜乘坐飞机。游泳时避免跳水和呛水。

（6）积极治疗全身及局部病因，及时、彻底治疗本病，避免转化为慢性鼻窦炎。

第九节　慢性鼻窦炎患者的护理

慢性鼻窦炎是鼻窦黏膜的慢性化脓性炎症，病程超过12周，多因急性鼻窦炎反复发作未彻底治愈迁延所致，可单侧或单窦发病，但双侧或多窦发病极常见。临床表现以鼻腔黏膜肿胀、流脓涕、鼻塞、病程持续数月以上或反复发作为特点，是鼻部常见疾病之一。

【临床表现】

（1）症状

1）全身症状：症状较轻或不明显，一般可有头晕、倦怠、精神不振、食欲下降、失眠、记忆力减退、注意力不集中、工作效率降低等症状。极少数已成为病灶者，可有持续低热。

2）局部症状

①脓涕：黏脓性或脓性，量多少不定。前组鼻窦炎症，脓液易从前

鼻孔擤出，后组鼻窦炎症脓液可倒流向咽部。单侧有臭味者，多见于牙源性上颌窦炎或真菌感染。

②鼻塞：鼻黏膜充血肿胀、脓涕、息肉样变等均可致鼻塞出现。

③头痛：不明显，多为钝痛或闷痛，细菌毒素的吸收，窦口阻塞，窦腔内空气吸收引起真空环境可致头痛，疼痛部位与急性鼻窦炎相似。患牙源性上颌窦炎时，常伴有同侧上列牙痛。随鼻腔引流的改善，头痛可有所缓解。

④嗅觉减退或丧失：多为暂时性，因鼻塞及嗅区黏膜功能下降所致，多可恢复。

⑤视功能障碍：较少见，多因球后视神经炎引起视力减退或失明所致。

⑥其他：由于脓涕流入咽部和长期用口呼吸，可出现痰多、异物感或咽干痛等。若影响咽鼓管，也可有耳鸣、耳聋等症状。

(2) 体征

鼻黏膜呈慢性充血、肿胀、肥厚。中鼻甲肥大，甚至呈息肉样变。有的可见多发性息肉。前组鼻窦炎者脓液位于中鼻道，后组鼻窦炎者脓液多位于嗅裂或积蓄于鼻腔后端流入鼻咽部。

(3) 并发症

包括中耳炎、咽喉炎等。

【辅助检查】

(1) 前鼻镜检查

鼻黏膜慢性充血、肿胀或肥厚，中鼻甲肥大或息肉样变，中鼻道变窄、黏膜水肿或有息肉。

(2) 鼻内镜检查

可准确判断上述各种病变及其部位，并可发现前鼻镜不能窥视到的其他病变。

(3) 口腔和咽部检查

牙源性上颌窦炎者可见牙齿病变。后组鼻窦炎者咽后壁可见到脓液或干痂附着。

(4) 影像学检查

鼻窦 CT 扫描可显示窦腔大小、形态及窦内黏膜不同程度增厚等，鼻窦 CT 冠状位对于精确判断各窦病变范围，鉴别鼻窦占位性或破坏性病变有重要价值。鼻窦 X 线片和断层片对本病诊断亦有参考价值。

（5）鼻窦 A 型超声波检查

适用于上颌窦和额窦检查，可发现窦内积液、息肉和肿瘤。

【治疗原则】

解除病因，控制感染和预防并发症，解除鼻腔、鼻窦引流和通气障碍。

（1）抗炎药物

1）糖皮质激素：①鼻内糖皮质激素：具有抗炎、抗水肿作用，疗程不少于 12 周；②全身糖皮质激素：主要用于慢性鼻窦炎伴有鼻息肉者，尤其是严重、复发性鼻息肉患者，可以短期减量口服。

2）大环内酯类药物：大环内酯类药物具有抗炎和免疫调节作用，主要用于慢性鼻窦炎不伴鼻息肉者，推荐小剂量口服（常规剂量的 1/2），疗程不少于 12 周。

（2）黏液溶解促排剂

可稀化鼻腔鼻窦分泌物并改善黏膜纤毛活性，有促进黏液和有助于鼻腔鼻窦生理功能恢复的作用。

（3）抗过敏药物

对伴有变应性鼻炎和哮喘的患者可应用抗过敏药物，包括口服或鼻用抗组胺药，口服白三烯受体拮抗剂，疗程不少于 4 周。对于伴有哮喘的患者，首先口服白三烯受体拮抗剂。

（4）中医中药

以芳香通窍、清热解毒、祛湿排脓为原则。

（5）减充血剂

持续性严重鼻塞的患者可短期使用，疗程少于 7 天。

（6）鼻窦置换治疗

儿童慢性全组鼻窦炎患者尤为适用。

（7）鼻腔冲洗

是治疗慢性鼻窦炎的有效手段，也是鼻内镜手术治后常用的辅助治疗。

（8）手术治疗

①鼻腔手术方法：鼻中隔偏曲、泡状鼻中甲、息肉或息肉样变、肥

厚性鼻炎等阻塞鼻窦口，需手术矫正或切除。

②鼻窦手术方法：目前应用鼻内镜鼻窦手术来解除鼻腔和鼻窦口的引流和通气障碍，也称为功能性鼻内镜鼻窦手术（FESS），已经成为当代慢性鼻窦炎外科治疗的主要手术方式。

慢性鼻窦炎有下列情况之一者可手术治疗：①影响窦口鼻道复合体或各鼻窦引流的明显解剖学异常；②影响窦口鼻道复合体或各鼻窦引流的鼻息肉；③经药物治疗症状改善不满意；④出现眶内、颅内等并发症。

【护理评估】

（1）健康史

询问患者起病的情况，评估患者有无急性鼻窦炎的反复发作史，有无变应性鼻炎、鼻息肉病和支气管哮喘等疾病史，有无影响鼻道引流和通气障碍的因素存在，有无上颌第二双尖牙及第一、二磨牙根部的感染，有无拔牙时损伤上颌窦壁等病史。

（2）身体状况

表现为大量脓涕、鼻塞、嗅觉减退和头痛。头痛一般不明显，多为钝痛、闷痛或头部沉重压迫感。可伴全身慢性中毒症状。鼻镜检查可见鼻黏膜暗红色充血、肥厚，中鼻甲肥大，鼻道积脓涕。牙源性感染者，可查出同侧上颌牙有病变。

（3）心理-社会状况

慢性鼻窦炎因病程长且反复发作，鼻塞、流脓涕、头痛、记忆力减退、注意力不集中等影响正常的工作、学习、生活，使患者产生焦虑心理，缺乏治疗信心。护士应主动与患者沟通，了解患者的心理状态，提供疾病相关知识。

【护理诊断】

（1）舒适改变：鼻塞、头痛

与分泌物多、鼻腔填塞及脓液刺激有关。

（2）疼痛

与鼻窦慢性炎症、手术机械性损伤、鼻腔填塞等有关。

（3）焦虑

与担心手术及预后有关。

（4）有感染的危险

与手术创伤有关。

（5）潜在并发症

手术后出血、感染、眶蜂窝织炎、脑脊液漏、球后视神经炎等。

（6）知识缺乏

缺乏慢性鼻窦炎的治疗与自我保健知识。

【护理措施】

（1）心理护理

耐心向患者解释病情，介绍治疗方法，告知疾病的恢复过程及注意事项，使患者树立起治愈疾病的信心，积极配合治疗。

（2）观察病情

根据病情需手术治疗者，术后密切观察患者体温、脉搏的变化；有无大出血、剧烈头痛、恶心、呕吐等；鼻腔有无水样分泌物流出；有无视力下降、眼球运动障碍等。以防止脑脊液鼻漏、颅内感染或球后视神经炎等并发症。如有异常立即报告医生并协助处理。

（3）治疗护理

①遵医嘱用0.9%氯化钠溶液进行鼻腔冲洗，清除分泌物。

②鼻窦置换疗法适用于全鼻窦炎，利用负压使药物直接作用于窦腔黏膜。

③上颌窦穿刺冲洗。应观察脓液性质、量及疗效，做好记录。在穿刺的过程中如发现患者出现头晕、出冷汗、脉搏细弱，应立即停止冲洗，拔出穿刺针，密切观察并及时处理。

（4）用药护理

遵医嘱局部滴用血管收缩剂或糖皮质激素，配合服用中成药如霍胆丸等。

（5）手术护理

对长期保守治疗无效的患者，可行鼻窦手术或辅助性手术（中鼻甲切除、鼻息肉摘除、矫正高位鼻中隔偏曲等）。鼻部手术常见的有鼻甲部分切除术、鼻息肉摘除术、鼻中隔矫正术、鼻窦炎根治术、鼻整形术等。应做好围手术期护理。

1）术前护理

①做好心理护理，耐心解释手术的目的、方式、注意事项，以缓解患者的紧张焦虑情绪，从而积极配合手术。过度紧张者，术前晚遵医嘱给予镇静剂。

②遵医嘱术前完善各项检查。

③给患者备皮，剪去术侧鼻毛，男性患者需理发，剃净胡须。鼻腔手术需行鼻腔冲洗；上颌窦手术前1天应行上颌窦穿刺冲洗术；经口进路者，术前1~2天给予复方硼砂溶液漱口。

④全麻者，术前晚应灌肠，术前6小时禁食、禁水。局麻者术日晨可进少量干食。

⑤术日晨测量并记录体温、脉搏、呼吸、血压，遵医嘱给予术前用药。

2）术后护理

①遵医嘱局麻者术后取半卧位，减轻头部充血，利于吐出口内分泌物。有虚脱现象者，改为平卧位。全麻者去枕，取平卧位，头偏向一侧。

②口内进路者，进流质饮食；非口内进路者，进半流质或软食。

③由于手术影响患者的呼吸、睡眠，常出现焦虑情绪。应耐心细致地和患者及家属交流沟通，使之保持良好心态，以利康复。

④遵医嘱给予镇痛、止血、抗感染治疗。观察患者的体温、脉搏、呼吸及血压，注意有无鼻腔渗血情况，嘱患者有血流入咽部时应吐出，切勿咽下；如出血较多，及时通知医生处理，必要时按医嘱使用止血药，床旁备好鼻止血包。注意面部肿胀反应，疑有感染者，应及时报告医生，给予处理。

⑤术后初期用冰袋作局部冷敷，可减轻术后肿胀等；术后第5天开始，应做局部热敷，增进恢复。

⑥嘱患者尽量不要用力咳嗽或打喷嚏，如欲打喷嚏时，可用手指按人中做深呼吸，或用舌尖抵住硬腭以抑制，实在抑制不住则张口打出，以免鼻腔内纱条松动或脱出而引起出血。

⑦经口进路者，术后第2天给予复方硼砂溶液漱口。遵医嘱对鼻腔填塞患者进行口腔护理，保持口腔清洁。

⑧鼻腔填塞纱条者，第2天开始滴液状石蜡以润滑纱条，便于抽取。纱条抽净后应注意观察有无出血情况，遵医嘱给滴鼻药或鼻腔喷雾。

⑨教会出院患者正确的鼻腔冲洗及滴鼻法。告知患者不用手挖鼻，防止感冒。

【健康教育】

手术后鼻腔伤口的愈合和表面黏膜功能的完全恢复，一般需要3~6个月，在此期间需进行自我保护和定时复诊鼻腔换药，以保证治疗效果。

（1）注意天气变化，及时增减衣服，预防感冒。

（2）加强体育锻炼，增强体质，避免过劳及烟酒。

（3）掌握正确的擤鼻方法，勿用力擤鼻。正确的方法：用示指按压单纯鼻孔轻轻擤或者先吸入口腔再将其吐出。

（4）养成良好的卫生习惯，禁忌手指挖鼻孔。

（5）掌握鼻腔冲洗方法，按时鼻腔冲洗。

（6）定时门诊复查换药及遵医嘱鼻腔用药。

第十节　鼻出血患者的护理

鼻出血是指鼻腔单侧或双侧间歇性反复出血，亦可持续出血，出血量多少不一，出血部位多在鼻中隔前下方利特尔出血区。少数严重出血发生在鼻腔顶部、后部，鼻中隔后动脉及蝶腭动脉出血亦较多见。鼻出血是临床常见症状之一，可单纯由鼻腔、鼻窦疾病引起，也可由某些全身性疾病所致，但以前者多见。

【临床表现】

（1）局部病因引起的出血者多表现为单侧鼻腔出血，全身性疾病引起者多表现为双侧或交替性出血，并有相应疾病的体征。可呈间歇性反复出血或持续性出血。

（2）出血量多少不一，可表现为涕中带血、滴血、流血或血流如注。重者在短时间内失血量达数百毫升，可出现面色苍白、出汗、血压下降、脉速而无力等。一次大量出血可致休克，反复多次少量出血则可导致贫血。

（3）儿童、青少年出血部位多发生在鼻中隔前下方的易出血区（即利特尔区）。中老年鼻出血部位多发生在鼻腔后段的鼻-鼻咽静脉丛或鼻中隔后部的动脉，出血量相对较多且较凶猛，不易止血。

【辅助检查】

（1）鼻腔检查

是最直接的检查方法，可初步了解鼻出血的部位，其出血是单侧或双侧，进而选择适宜的止血方法。

（2）鼻咽部检查

待病情相对稳定后，可行鼻内镜检查，以了解鼻咽部有无病变，可以判断鼻咽部有无新生物、有无明确出血点。

（3）实验室检查

血液系统检查包括全血细胞计数、出血和凝血时间、凝血酶原时间、凝血因子等相关检查，可排除血液系统疾病导致的出血，以了解患者的全身情况。

（4）X线摄片和CT检查

可排除鼻腔鼻窦肿瘤引起的出血。

【治疗原则】

鼻出血属于急诊。大量出血者常情绪紧张和恐惧，应给予安慰，使之镇静。采取全身治疗与局部治疗相结合的方法。

1．全身治疗

（1）颈部、头部施行冷敷，反射性地减少出血。

（2）高血压控制：鼻出血属于急症，一部分患者由于血压高所致；而剧烈出血的情况下，患者多精神紧张，精神因素也可引起血压增高，使出血加剧。必要时可使用镇静药等。

（3）鼻出血量大可发生休克，则按休克进行急救。

2. 局部治疗

(1) 简易止血方法

出血量较少、出血部位明确者可采用此方法。指导患者用手指捏紧两侧鼻翼（压迫鼻中隔前下方）10~15 分钟，同时冷敷前额和后颈；或用 1%麻黄碱棉片填入鼻腔以暂时止血。

(2) 止血药物

适用于较轻的鼻腔前段少量出血。用棉片浸以 1%麻黄碱、1‰肾上腺素、3%过氧化氢（双氧水）或凝血酶，紧塞鼻腔中 5 分钟至 120 分钟。渗血较多者，可选用吸收性明胶海绵、各种膨胀止血材料等，行鼻腔填塞。

(3) 鼻腔填塞术

无菌凡士林纱条鼻腔填塞术是目前治疗鼻出血的主要方法，填塞物通常在 24~48 小时后，1 次或分次取出。

(4) 后鼻孔填塞术

用于鼻腔填塞后血仍不止，且向后流入咽部或由对侧鼻孔涌出者，说明出血点在鼻腔后部，宜改用锥形凡士林纱布球行后鼻孔填塞术。

(5) 烧灼法

适用于小量出血，且可见明显出血点者，对动脉出血效果不佳。常用的有激光烧灼、电烧灼、等离子刀烧灼、化学药物烧灼等。用化学烧灼法或电烧灼法破坏出血点组织，使血管封闭或凝固而达到止血目的。临床常用化学药物有 30%~50%硝酸银或 30%三氯醋酸。电烧灼因灼力较强，若烧灼不当，反而加剧出血，现已少用。

(6) 血管结扎术

只用于严重外伤，肿瘤侵蚀较大血管或动脉瘤破裂等特殊情况。选择性结扎颈外动脉、筛动脉、上唇动脉、上颌窦动脉等。

(7) 血管造影下动脉内栓塞术

适用于各种填塞无效的难治性鼻出血。通过数字减影血管造影技术，将栓塞物通过导管选择性地插入出血血管或肿瘤的供应血管，以达到止血目的。与传统的动脉结扎术相比，具有准确、快速、安全可靠等优点。

(8) 鼻内镜下止血法

该方法目前在临床已广泛应用，且成熟有效，患者痛苦少。

【护理评估】

（1）健康史

询问患者发病前的健康状况、既往史，评估患者有无与鼻出血有关的局部、全身性疾病或家族史，有无接触风沙或干燥气候生活史以及生活饮食习惯、工作环境等，有无鼻出血病史及出血后诊治情况。评估患者的出血频率及出血量等情况。儿童鼻出血多见于高热、急性传染病、鼻外伤、鼻腔异物和血液病。老年人鼻出血则以高血压、动脉硬化、鼻咽部恶性肿瘤多见。

（2）身体状况

①轻者可仅为鼻涕中带血或仅少量从前鼻孔滴出；重者一侧或双侧鼻腔血流如注，同时经口涌出。

②可伴有病因本身的临床表现，如头鼻部创伤、医源性损伤、鼻窦肿瘤或鼻咽和鼻颅底肿瘤以及其他全身性疾病等。

③反复多次或大量出血，表现为贫血、休克等。

④全身：测量血压，评估出血量对心血管系统以及重要脏器功能的影响。

⑤局部：鼻腔出血情况，是否行鼻腔填塞，填塞时间。

（3）心理-社会状况

初次出血或少量出血患者很少就诊。患者及家属常因出血量大或反复出血，就诊时表现出紧张、恐惧心理，后因担心疾病预后表现为焦虑不安。护士应在配合医生抢救、治疗的同时，注意评估患者及家属的心理状态，以了解其对疾病的认知程度和治疗期望。

【护理诊断】

（1）恐惧

与出血量大、反复鼻出血及担心疾病的预后有关。

（2）焦虑

与鼻出血有关。

（3）潜在并发症

鼻腔感染、再次鼻出血、贫血、失血性休克。

（4）感知受损：嗅觉减退

与鼻腔填塞有关。

（5）体液不足的危险

与鼻腔大量出血有关。

（6）舒适改变：口干、鼻塞、疼痛

与鼻腔填塞致头痛及张口呼吸有关。

(7) 自理能力下降

与大量出血后体弱、病情要求减少活动有关。

(8) 知识缺乏

缺乏与鼻出血相关的自我保健和预防知识。

【护理措施】

1. 护理常规

(1) 一般护理

①病室应避光通风，温度适宜，营造清洁、安静、舒适的环境，避免噪声刺激。

②协助患者采取坐位或半坐位，解开颈部衣扣，全身放松，头稍向前倾，冰袋或冷毛巾敷前额，活动性出血时，应绝对卧床休息。嘱患者吐出口内血液，勿咽下，以观察评估出血量，避免刺激胃部引起恶心、呕吐。有休克征兆者采取平卧头侧位，保持呼吸道通畅，立即通知医生。

③鼻出血患者给予冷流食或温流食，止血后给予高蛋白、高维生素饮食，补充含铁食物，必要时给予铁剂。预防便秘，以免用力排便诱发出血。

④按医嘱使用抗生素，做好口腔护理，防止感染。

⑤高血压所致鼻出血，遵医嘱应用降压药，注意监测血压的变化。

(2) 心理护理

做好心理护理，护理人员应沉着冷静，动作敏捷，稳定患者情绪，避免情绪波动加重出血。迅速建立静脉通道，遵医嘱补液、输血，补充血容量。备好止血药物及抢救物品。

(3) 观察病情

应密切监测血压、脉搏等生命体征变化，观察有无再出血情况。如患者出现面色苍白、出冷汗、胸闷、脉速、血压下降等症状，提示可能有失血性休克；如体温升高，可能有感染。应立即报告医生，并协助处理。应注意，休克时出血常自止，易误诊为已愈；高血压患者如血压降至正常，提示为严重失血。

(4) 抗休克的护理

①严密观察血压、脉搏、呼吸、神志及出血情况，评估出血量。

②外伤所致鼻出血要注意保持呼吸道通畅，及时解除呼吸道梗阻，必要时吸氧。

③建立静脉通道，遵医嘱输液或输血，补充血容量。

④准备好抢救物品及药物，如吸引器、鼻内镜及光源、止血油纱条、止血药、升压药等。

⑤及时配合医师为患者采取合适的方法止血。

（5）简易止血法

嘱患者用拇指、示指捏紧两侧鼻翼10~15分钟，可以止住鼻中隔前下区的出血；用冰袋或湿毛巾冷敷前额及颈部，使血管收缩减少出血；用浸有1%麻黄碱或0.1%肾上腺素棉片塞入出血侧鼻腔止血，可暂缓出血；行烧灼止血者，应告知患者大概程序及可能带来的不适，以取得患者的配合。

2. 术前护理

（1）绝对卧床休息。

（2）全面评估患者：评估生命体征，特别是血压、脉搏，评估神志、精神状态、行动能力，评估出血量。少量出血，患者可无任何体征变化。出血达500ml时，可出现脉速、乏力、面色苍白。当出血达500~1000ml时，可出现血压下降、脉速无力、肢冷、出汗等症状。

（3）心理护理：鼻出血患者多恐惧、紧张，医护人员应耐心安慰患者，消除恐惧，安抚情绪，配合治疗，防止因情绪波动加重出血。同时做好其家属的解释工作，及时更换污染的衣服、被褥，避免对患者产生不良刺激。

（4）抢救物品及药品准备，如吸引器、鼻内镜及光源、止血油纱条以及膨胀止血材料，止血药、升压药、备血等。

（5）饮食护理：暂禁食或进流食、半流食。

（6）协助患者做好术前相关检查工作，如影像学检查、心电图检查、X线胸片、血液、尿、粪便检查等。

（7）按医嘱使用术前药物：止血药物应用以及麻醉前用药。

（8）做好术前健康指导。

3. 术后护理

（1）严密观察生命体征的变化，包括体温、脉搏、呼吸、血压。

（2）体位指导：卧床休息。患者术后清醒后可改为半卧位，减轻头面部充血，局部肿胀，促进引流，改善呼吸，降低颅压，减少出血，利于分泌物引流。

（3）嘱患者将口腔内分泌物轻轻地吐出，切勿咽下，以便观察出血情况，同时避免血液咽下引起的胃部刺激不适，必要时遵医嘱给予止血药物治疗及手术止血处理。

（4）告知患者术后尽量减少打喷嚏，不要用力擤鼻，以免填塞物脱落，引起出血，预防打喷嚏的三种方法：用舌尖抵住上腭、做深呼吸、指压人中。

（5）手术后因鼻腔内填塞物可由口呼吸，口唇易干燥，可给予湿纱布覆盖口唇或用液状石蜡或用唇膏涂抹嘴唇，嘱患者多喝水。

（6）手术后因鼻腔填塞后，部分患者可能出现头痛、溢泪等不适症状，告知患者一般在术后24~48小时医师会将填塞物取出，填塞物取出后症状可消失，如疼痛严重者，可按医嘱给予适量镇痛药。

（7）口腔护理：防止口腔感染。

（8）饮食指导：做好饮食指导，鼓励进食清淡、易消化、高蛋白质饮食，冷流食或冷半流食。

（9）心理疏导：了解患者不适症状并给解释，缓解患者紧张焦虑情绪。

【健康教育】

（1）鼻出血时，嘱患者勿将血液咽下，以免刺激胃黏膜引起恶心、呕吐。

（2）鼻腔填塞后，嘱患者卧床休息，可摄入香蕉，多饮水，以防大便干结。

（3）抽出鼻腔填塞物后，2小时内宜卧床休息，嘱患者仍需注意饮食、休息，不宜过度活动，以防再次出血。

（4）滴鼻剂的使用：鼻腔填塞物抽出后，指导患者正确使用滴鼻剂。0.5%~1%麻黄碱滴鼻液可收缩鼻腔黏膜，保持鼻腔通气良好，每天2~3次，每次1~2滴，应注意连续使用不宜超过7天。油类滴鼻液可润滑鼻腔黏膜，避免干燥。

（5）出院后4~6周内，避免用力擤鼻、重体力劳动或剧烈运动。

（6）日常生活有规律，合理饮食，高血压患者应遵医嘱规律服药，保持良好心态，避免情绪激动。

（7）教会患者或家属简易止血法。若院外再次出血，应保持镇静，可先自行采取简易止血法处理，再到院就诊。

（8）培养个人良好的卫生习惯，不用手或硬物掏鼻腔，切忌用力捏鼻；保持口腔清洁，坚持每餐后温水漱口。

第十一节 鼻腔鼻窦良性肿瘤患者的护理

鼻及鼻窦的良性肿瘤好发于鼻腔内，其次是鼻窦，外鼻则较少。按照组织来源进行分类，包括骨瘤、软骨瘤、脑膜瘤、神经纤维瘤、血管瘤及内翻性乳头状瘤等。发病原因至今不明确，可能与外伤、慢性炎症、发育缺陷、内分泌功能紊乱及人乳头瘤病毒感染有关。

【临床表现】

（1）骨瘤

患者多为男性。肿瘤若局限于鼻窦内可无症状，常在鼻窦或头颅X线片检查时偶然发现。若肿瘤继续增大，可出现患处隆起，引起压迫症状。额窦骨瘤阻塞鼻额管，可妨碍额窦通气引流，发生黏液囊肿；亦可引起额部神经痛、感觉过敏等；肿瘤向眼眶方向发展时，常将眼球向前、向外下方推移，以于发生眼球突出及复视等；若合并感染可致额窦炎症；若骨瘤经过额窦后壁或筛板向颅内发展，可引起颅内组织受压，出现头闷、头痛、恶心、呕吐等。筛窦骨瘤大者可占据大多数气房，并可延伸至额窦及蝶窦。鼻额管阻塞可引起额窦炎；向眼眶发展者，眼球向外、下方移位；向鼻腔发展者，可引起鼻塞。

（2）软骨瘤

鼻腔及鼻窦的软骨瘤极为少见，男多于女，好发于20~30岁的青年人。发生于鼻内者，以鼻中隔多见，发生于鼻窦者以筛窦为多，鼻窦的软骨瘤临床后果严重。

肿瘤色灰青，多有被膜，表面光滑，切面半透明，光滑似正常软骨。较大的肿瘤中心部位可有黏液性变、囊性变、软化、坏死、钙化及骨化等改变。根据其原发部位，可将较骨瘤分为两型：①内生性：系发生于无软骨的骨组织中，可多发或单发，易发生于筛骨、蝶骨、鼻中隔及鼻腔外侧壁；②外生性：系发生于软骨上，常见于鼻中隔、外耳道、喉部等处。

软骨瘤由分化良好的透明软骨组成，亦可由各型软骨混合而成，与正常软骨不同之处为其软骨囊的大小不一，囊内所含细胞数不定，细胞大小、体积和排列分布较不规则，发育程度亦不等，瘤细胞外有明显陷窝，陷窝中可有数个细胞，外生性软骨瘤细胞无间变。

软骨瘤一般生长缓慢，也可向周围组织呈浸润生长，肿瘤生长压迫，使邻近骨质吸收，引起患处隆起变形，入眶可引起眼球移位，突入鼻腔则进行性鼻塞加重、鼻溢、嗅觉减退、头痛、鼻出血等。X 线片或 CT 扫描可显示肿瘤界限。

（3）神经鞘瘤

神经鞘瘤是由周围神经的神经鞘所形成的肿瘤。为良性肿瘤，发生于前庭神经或蜗神经时也称为听神经瘤。多好发于 30~40 岁的中年人。常生长于脊神经后根，如肿瘤较大，可有 2~3 个神经根黏附或被埋入肿瘤中，亦可多发于几个脊神经根。少数患者可伴发多发性神经纤维瘤病，脊髓神经鞘瘤的大小通常为 2~3cm。

（4）血管瘤

鼻出血为其主要症状，可反复发作，亦可为血性鼻涕。肿瘤较大，可有鼻塞及压迫症状，如鼻塞严重、面部畸形、眼球移位、复视、头痛等症状。检查可见在鼻中隔前下部，或在鼻底及鼻甲处发现具一小蒂或属广基新生物，常呈暗红色，表面光滑或桑葚状，探针触之易引起严重出血。血管瘤发生在鼻窦时，有时可见中鼻道丰满或有息肉变性样物，中鼻道有血性分泌物等。若误以鼻息肉摘除，可引起严重出血。鼻窦 X 线拍片时，有时可见上颌窦扩大。上颌窦穿刺时，下鼻道骨壁可能变薄或缺损，抽出针芯，自针管内有回血。活检宜慎重，以免引起严重出血。

（5）脑膜瘤

脑膜瘤为颅内较常见的良性肿瘤，发生于鼻部者较少见。发生于鼻部的脑膜瘤可以是原发于残留在脑神经鞘膜的蛛网膜细胞，称为蛛网膜纤维母细胞瘤，或来自异位蛛网膜细胞，与颅内不连续，亦可由颅内脑膜瘤向下延伸而来，或由颅内脑膜瘤向颅外转移所致。

肿瘤好发于额窦，其次为筛窦，再次为鼻腔和上颌窦。肿瘤表面光滑，有被膜，质硬色灰。一般病程缓慢，后期可有进行性鼻塞、鼻溢、继发息肉样变性等。可表现为向内向外的压迫症状，入眶则引起眼球移位。肿瘤若侵入颅内或颅内与鼻部脑膜瘤相连续，在相当长时间内，脑组织受压缓慢，且能代偿或适应，可不出现神经症状；若颅内脑膜瘤增长快，则可引起颅内压增高，致头痛、呕吐、甚至昏迷等。X 线片显示边缘清楚致密影，有时颅底片示颅底骨质破坏。

（6）内翻性乳头状瘤

早期患者无特殊不适，临床症状以单侧渐进性鼻塞、流黏脓涕或血涕为主，偶有头痛、嗅觉异常。随肿瘤扩大和累及部位不同而出现相应症状和体征，如蛙状鼻、面颊部突出、溢泪、视力减退、眼球移位或复视、吞咽障碍等。肿瘤外观呈息肉样，乳头状、颗粒状或分叶状，瘤体较大，色红，质地较硬，触之易出血，多原发于鼻腔侧壁。

【辅助检查】

（1）前鼻镜检查：可见瘤体的形态、质地和颜色。

（2）影像学检查：鼻窦 CT 扫描或 X 线摄片，有助于协助诊断。

（3）组织病理学检查可明确诊断。

【治疗原则】

以手术彻底切除为治疗原则。软骨瘤、神经纤维瘤、内翻性乳头状瘤易复发和恶变，应尽早手术，切除范围应彻底。常用手术方式包括鼻内镜手术、鼻侧切开或上唇下进路手术。

【护理评估】

（1）健康史

评估患者既往有无外伤史、手术史、慢性炎症、致癌物质接触史、吸烟史、病毒感染史等。了解患者发病时间、治疗经过、效果、有无复发等。

（2）身体状况

①骨瘤：小的骨瘤多无症状，大的额窦骨瘤可导致鼻面部畸形，引起额部疼痛、感觉异常。

②软骨瘤：常表现为单侧渐进性鼻塞、多涕、嗅觉减退、头昏、头痛等。肿瘤长大，侵入鼻窦、眼眶及口腔等处后，可发生面部变形、眼球移位、复视、溢泪等。

③神经鞘膜瘤：神经鞘膜瘤及纤维瘤生长缓慢，病程可长达十余年，早期多无症状。后期因肿瘤生长部位和大小而出现不同症状，如生于外鼻可有象皮肿样外观；长于鼻腔或鼻窦可出现鼻塞、小量鼻出血、局部畸形和头痛；若肿瘤过大可侵及多个鼻窦，甚至破坏筛板侵入颅内，出现脑组织受压迫症状。

④血管瘤：鼻出血反复发作，出血量不等，出血侧鼻腔进行性鼻塞。若肿瘤较大，可压迫鼻中隔偏向对侧，进而双侧鼻塞。继发感染者鼻腔有臭味。

⑤脑膜瘤：多为青少年，发展缓慢，常可2~3年无症状。肿瘤长大后压迫周围组织，出现鼻塞、流涕、鼻出血、嗅觉丧失、头痛等症状。

⑥内翻性乳头状瘤：多见于50~60岁男性，女性少见。多单侧发病，一侧鼻腔出现持续性鼻塞，渐进性加重，伴脓涕，偶有血性涕，或反复鼻出血。

（3）心理-社会状况

因担心治疗效果或转化为恶性肿瘤，患者及家属易产生恐惧心理。评估患者心理状态，了解其焦虑、恐惧程度。护士应多关心患者，多与患者沟通，对患者的不良情绪表示理解和认同，使患者得到心理上的安慰。鼓励家属给予患者情感支持。

【护理诊断】

（1）恐惧

与担心肿瘤恶变和复发有关。

（2）舒适改变：头痛、鼻塞

与肿瘤阻塞鼻腔、压迫刺激周围组织及手术有关。

（3）知识缺乏

缺乏疾病相关知识。

【护理措施】

1. 术前护理

（1）心理护理

向患者及家属介绍疾病的治疗方法、效果，介绍术前、术后注意事项及配合要点，鼓励患者积极配合治疗及护理。多与患者沟通，对情绪紧张的患者，指导采用松弛疗法，以分散其注意力，缓解不良情绪。

（2）病情观察

观察患者鼻腔瘤体的形态、质地、颜色、有无出血等情况。观察患者有无头痛及呕吐等颅内高压的表现。如头痛明显，应绝对卧床休息，抬高床头，遵医嘱使用降颅压的药物。

（3）术前常规护理

协助完善相关术前检查和术前准备。

2. 术后护理

（1）全麻患者清醒后去枕平卧位4~6小时，保持呼吸道通畅，头偏向一侧，以免呕吐物误吸入呼吸道发生窒息。

（2）患者意识清醒后，应将床头抬高15°~30°，以利于颅内静脉回流，减轻头部水肿，降低颅内压。

（3）密切观察意识状态，瞳孔变化，监测血压、呼吸、脉搏、血氧饱和度，如有异常应及时通知医师。

（4）密切观察患者鼻腔分泌物的颜色、量、性质，如发现有活动性出血征象，立即通知医师，给予处理，术后第一天取半卧位，必要时给予头部冷敷。鼻咽填塞物去除后1~3天内，仍有出血的可能，应密切观察，做好再次鼻咽填塞的准备。

（5）加强口腔护理，预防感染。

（6）脑脊液鼻漏的观察与护理。严密观察有无脑脊液鼻漏，如患者鼻腔或咽部有无色水样分泌物流出，应让患者取半卧位，抬高头部，以减少漏液并将分泌物送检。并嘱患者禁忌挖耳、抠鼻、擤鼻，保持排便通畅。

（7）肿瘤本身的病理改变及手术创伤，如遇剧烈咳嗽、打喷嚏及鼻黏膜干燥等情况易导致出血。因此，应教会患者抑制打喷嚏的方法。

【健康教育】

（1）饮食指导

1个月内禁食辛辣、刺激性强及过硬食物，勿进食活血的药物，以免引起伤口出血。营养均衡，多吃蔬菜、水果、富含粗纤维的食物，保持排便通畅。

（2）活动指导

3个月内避免剧烈运动、水上运动、重体力劳动。劳逸结合，适当锻炼身体，增强体质，预防感冒。

（3）定期复查

术后第1个月回医院复查，以后根据情况定期复查，利于及早发现复发或恶变。如有鼻腔出血等异常情况，应及时就诊。

第十二节　鼻腔鼻窦恶性肿瘤患者的护理

鼻腔恶性肿瘤大多继发于鼻窦、外鼻、眼眶、鼻咽等处恶性肿瘤的直接扩散，原发性鼻腔恶性肿瘤少见。鼻窦因解剖位置隐蔽，早期症状少，肿瘤不易早期确诊。鼻腔、鼻窦恶性肿瘤常合并出现。恶性肿瘤病因尚不明确，可能与免疫功能低下、长期慢性化脓性鼻窦炎、鼻息肉或乳头状瘤反复切除后恶变、长期吸入或接触致癌物质等因素有关。

【临床表现】

（1）鼻塞

为鼻腔恶性肿瘤的早期症状，在鼻窦恶性肿瘤，则属晚期症状。鼻塞的轻重与肿瘤在鼻腔中的部位、鼻腔各壁被推移的程度及有无继发感染等有关。原发于鼻腔下部的肿瘤，鼻塞发生最早；原发于鼻腔上部和鼻窦者，只当肿瘤较大时才发生鼻塞。鼻塞多为一侧，初为间歇性、进行性鼻塞、后为持续性鼻塞。鼻中隔被推向对侧，则可能出现双侧鼻塞。

（2）鼻出血或流血性分泌物

凡在成人，一侧鼻腔分泌物中经常带血或有少量鼻出血，尤当同时鼻内有特殊臭味（有人称为“癌肿气味”）可闻及者，需首先想到有恶性肿瘤的可能。最初，鼻出血的次数及出血量可能很少，以后渐次增多。严重者可危及患者生命。鼻出血在鼻腔软组织恶性肿瘤多为一早期症状，在鼻窦者则可能已入晚期。

（3）疼痛与麻木

疼痛可为恶性肿瘤较早出现的症状之一，多属神经痛。晚期因肿瘤侵犯眶内或颅底而常有难以忍受的头痛。当肿瘤位于颌窦底时，由于肿瘤压迫上齿槽神经或向下侵及牙槽，而常有牙痛，故患者往往以牙病就医，因而误予拔牙者也不少见，但于拔牙后症状依旧。肿瘤向面部或眶底扩展，则可出现一侧眶下及面颊部胀痛感，多因眶下神经受犯之故。由于眶下神经受压，尚可出现一侧面颊部、上唇及上列牙齿麻木感，对早期上颌窦癌有重要诊断意义。当肿瘤穿破后壁侵入翼腭窝时，可发生严重的“蝶腭神经痛”。表现为患侧鼻根部、眶内、面颊和上牙槽处刺钻样痛，并可向耳内及颞部放射。

（4）流泪与复视

当肿瘤压迫鼻泪管使之阻塞，则有流泪；压迫眼球使之移位或出现眼肌瘫痪、眼球运动受限，则可发生复视。肿瘤未侵犯眶尖者，视力一般不受影响。

（5）张口困难

当肿痛侵犯翼腭窝、颞下窝和颞窝时，可使翼内外肌，咬肌和颞肌受累，下颌关节运动受限而致张口困难。

（6）恶病质

表现为衰竭、贫血、体重减轻等。在此时期内，尚可发生颈淋巴结和远处转移、颅内并发病及动脉侵蚀性大出血，常为致死原因。

【辅助检查】

（1）前、后鼻镜检查

鼻腔中新生物常呈菜花状，基底广泛，表面常伴有溃疡及坏死组织，易出血。如未见肿瘤则应注意中、下鼻甲有无向内侧推移现象，中鼻甲或嗅裂中有无血迹、息肉或新生物。对每一病例必须进行后鼻孔镜检查，尤其要注意咽鼓管咽口是否已被累及。

（2）鼻腔及鼻窦内镜检查

利用纤维鼻咽喉镜或鼻窦内镜检查，可观察肿瘤的原发部位、大小、外形，以及鼻窦的开口情况。对疑有上颌窦恶性肿瘤者，可利用鼻窦内镜经套管插入窦内直接进行观察，并同时照相或同步打印彩色照片，然后直视下取活组织检查。对蝶窦、额窦亦可采用内镜检查，而筛窦却仅能窥见其鼻内情况。

（3）鼻窦X线片

X线片对鼻腔和鼻窦恶性肿瘤的诊断有重要意义。X线断层片对早期可疑病例的诊断更有帮助。片中不仅有时可见骨质破坏，而且可显示肿瘤所在的部位和范围，勾画出肿瘤的立体轮廓。上颌窦碘油造影可较详细、精确地显示室内肿瘤的情况，缺点是造影剂易引起过敏反应，且需行上颌窦穿刺才能完成，因而近年来已较少应用。

（4）CT与MRI检查

CT扫描能更加全面、精确地显示肿瘤的范围，了解骨壁破坏的情况，而且立体感强，因而现已成为诊断鼻窦恶性肿瘤的常规辅助手段。MRI在某些方面更比CT优越，如肿瘤已侵犯颅底、眶内或翼腭窝时，能更好地显示软组织受侵犯的情况，而且可了解肿瘤与血管的关系。

（5）活检及细胞涂片等病理学检查

确诊有待于活检，必要时需反复采取标本进行检查。肿瘤已侵入鼻腔者可从鼻腔内取样活检。如高度怀疑鼻窦肿瘤时，亦可采用上颌窦或筛窦穿刺活检法。脱落细胞涂片检查法是一种简便的病理诊断方法，缺点是有时不能确定恶性肿瘤的组织类型，且有假阳性或假阴性。

【治疗原则】

早期以手术切除为主，术前、术后放疗和化疗为辅的综合治疗。手术方式包括鼻侧切开术、上颌骨全切除术、扩大上颌骨全切除术等，肿瘤侵及眼眶者应同时行眶内容物摘除术。

（1）放射治疗

只适用于对放射线敏感的恶性肿瘤，如肉瘤、未分化癌，但疗效并不完全满意。

（2）手术治疗

为多数鼻窦恶性肿瘤首选的治疗手段，尤其是早期、肿瘤范围较局限者。对范围较大、周围结构复杂、单纯手术难以根治性切除者，术前或术后应配合放疗或化疗，以减少术后复发、提高疗效。

【护理评估】

（1）健康史

评估患者既往健康状况、居住环境，有无家族史，有无慢性鼻炎、慢性鼻窦炎、鼻良性肿瘤病史。

（2）身体状况

鼻腔恶性肿瘤早期为一侧，间歇性进展为持续性鼻塞、黏脓液、涕血或鼻出血、头痛、嗅觉丧失等。当肿瘤侵入鼻窦后，则出现相应鼻窦的症状。检查可见一侧鼻腔肉芽状新生物，易出血，或中、下鼻甲推移。活检证实为恶性肿瘤。

鼻窦恶性肿瘤可有脓血鼻涕，一侧为主，持续时间长；面颊部疼痛麻木等。单侧进行性鼻塞；磨牙松动和疼痛。如果累及鼻窦邻近器官可出现：面颊部隆起、流泪、牙槽变形、硬腭溃烂下塌、张口困难、神经性疼痛、头痛、耳痛，可有颈淋巴结转移。

侵入眼眶内，出现眼球外突、复视、运动受限；侵入颅内，可出现剧烈头痛、头面部肿痛、鼻出血。

（3）心理-社会状况

评估患者的年龄、文化程度、对肿瘤的认知情况、心理状态等。肿瘤患者焦虑、抑郁心理较重，护士应密切观察患者心理变化，鼓励患者配合治疗。

【护理诊断】

（1）恐惧

与担心预后及治疗后面部容貌改变有关。

(2) 有感染的危险

与口腔鼻腔结构功能改变，营养摄入不足，抵抗力下降有关。

(3) 潜在并发症

术后出血。

(4) 自我形象紊乱

与上颌骨切除致面部塌陷、部分硬腭和牙齿切除导致咀嚼功能改变等有关。

(5) 知识缺乏

缺乏疾病相关知识及自我护理知识。

【护理措施】

1. 术前护理

(1) 了解患者的情绪状态，理解并引导患者正常的悲哀反应，鼓励患者表达出内心的想法，正视现实，增强患者战胜疾病的信心及生活的勇气，促使患者积极配合治疗，但也要将其术后面容改变等情况向家属及患者讲明，让其有思想准备。

(2) 术前备皮，男性患者剃胡须，做眶内容物剜除术者需剃去术侧眉毛，颅面联合进路者应剃去头发。并准备好定制的牙托，清洁口腔，治疗口腔疾患。

(3) 常规护理：准备好鼻部 CT 或 X 线片，各项检验报告是否齐全，了解患者是否有糖尿病、高血压、心脏病或其他全身疾病，有无手术禁忌证，及时与主管医师沟通，以保证手术安全。根据患者的病情需要完成药物皮肤敏感试验。预计术中可能输血者，应做好血型和交叉配血试验。遵医嘱术前用药，并做好宣教工作。

2. 术后护理

(1) 疼痛护理

告诉患者疼痛的原因及可能持续的时间，增加患者的疼痛耐受阈。必要时使用自控镇痛泵。多关心患者，随时满足患者的各种需求。

(2) 防止出血

监测生命体征至平稳，嘱患者将口腔内分泌物吐出，严密观察切口渗血情况，并做好止血急救准备工作，床旁准备好氧气、吸引器等物品。按医嘱使用止血剂。进食温度以温凉为宜。术后按医嘱滴用鼻腔润滑剂，便于纱条抽取。

（3）基础护理

及时满足患者各种生理和心理需要，保持皮肤清洁干爽、衣裤整洁、床单位舒适、协助患者大小便，进食进水、补液护理。

（4）防治感染

术后做好患者的口腔护理，每次进食后，均用漱口液漱口，保持口腔清洁，待手术腔内纱条取完后，需每天清洁一次牙托，用生理盐水或抗生素盐水每天冲洗术腔，保持鼻侧切口部位的清洁、干燥，防止伤口感染，遵医嘱使用抗生素。

（5）饮食护理

术后第一天进流质饮食，逐步改为半流质，鼓励患者少量多餐，饮食中富含蛋白质、维生素，促进切口愈合。患者因佩戴牙托进食不适且张口受限，此时要协助患者从健侧进食。

（6）其他

注意观察牙托是否在位，有无松动，观察体温变化，有无头痛高热等情况发生，防止并发症。

【健康教育】

（1）嘱患者出院后继续使用滴鼻液，润滑鼻腔和术腔黏膜，减少痂皮。

（2）教会患者清洁口腔和牙托的方法。

（3）进行张口训练，防止翼腭窝瘢痕收缩痉挛导致张口困难和吐字不清。

（4）适当锻炼，预防感冒，定期门诊随访。如有下列情况应及时就诊：如进食困难、声音嘶哑、咽部异物感，或摸到颈部肿块、伤口红肿、硬结、疼痛等。

（5）饮食护理均衡营养，戒烟酒，避免硬质带骨、带刺的食物及过烫、辛辣、刺激性饮食，保持大便通畅。

第十三节 鼻腔异物患者的护理

鼻腔异物有内源性和外源性两大类。内源性异物如死骨、凝血块、鼻石、痂皮等。外源性异物有植物性、动物性和非生物性，以植物性异物多见，动物性异物较为罕见。非生物性异物则多因战伤、工伤或误伤所致，异物多为弹片、弹丸、碎石、木块等，破坏性较大，病情也较复杂。本病多见于儿童。

【临床表现】

（1）症状

视异物大小、形状、类型、性质而异，主要症状为患侧鼻塞，脓性鼻涕，带有臭气和血性，有时因慢性鼻出血，可引起贫血症状，如面色苍白，周身乏力，易疲劳，多汗等。

（2）体征

前鼻镜检查，吸出鼻前庭和鼻腔内分泌物，用血管收缩剂收敛红肿的鼻腔黏膜，可见异物，用钝头探针触摸异物的大小及性质。

【辅助检查】

鼻腔检查可见异物。对透光性差的异物，可借助 X 线检查，必要时行 CT 检查定位。

【治疗原则】

根据异物大小、形状、部位和性质的不同，采用不同的取出方法。

（1）儿童鼻腔异物，切勿用镊子夹取，尤其是圆滑的异物，夹取有使异物滑脱和误吸的危险。可用前端是钩状或环状的器械，从前鼻孔进入，绕至异物后方再向前钩出。

（2）动物性异物需先用 1% 丁卡因麻醉鼻腔黏膜，再用鼻钳取出。

（3）对鼻腔以外部位的异物，明确定位后，选择相应的手术进路和方法。

（4）若异物较大且位于大血管附近，需先行相关血管阻断，再实施手术取出异物。

（5）无症状的细小金属异物若不处在危险部位，可定期观察，不必急于取出。

【护理评估】

（1）健康史

评估患者既往是否有鼻出血、结核等产生内源性异物的病史。注意评估有无异物进入史，如飞虫误入鼻腔，儿童玩耍时将橡皮球、纸卷、纽扣等塞入鼻内，成人工作中误吸粉尘等。

（2）身体状况

根据异物的性质、大小、形状、所在部位、刺激性强弱和滞留时间的长短而表现出不同的症状。

①儿童鼻腔异物表现为单侧鼻阻塞、流黏脓涕、鼻出血或涕中带血以及呼气有臭味等。

②因战伤、工伤或误伤引起者，除面部有外伤，其他临床表现则要视异物性质、大小、所在位置和滞留时间而不同。若损伤视神经则表现为视力障碍，若伤及血管则有较大量出血。

③活的动物性异物（如水蛭）常有虫爬感。医源性异物则有异物滞留侧鼻塞、脓涕（有臭味）和头痛等。

（3）心理-社会状况

幼儿常因异物塞入史不明确而耽误治疗，家长易产生自责心理。

【护理诊断】

（1）潜在并发症

鼻炎、鼻窦炎、破伤风。

（2）知识缺乏

缺乏鼻腔异物相关知识。

【护理措施】

（1）配合医生取出鼻腔异物，并遵医嘱正确使用抗生素。

（2）观察鼻腔通气及鼻腔分泌物的颜色、性状等。

（3）观察异物是否移位，防止异物滑脱引起误吸。

（4）需手术者配合医生做好手术前的准备及手术后的护理。

【健康教育】

（1）患儿家长应加强看护，避免小儿将异物塞入鼻内。

（2）儿童若出现单侧鼻流涕或涕中带血且伴异臭者，应警惕鼻腔异物，及时就诊。

（3）成人应加强自我防护，避免异物误入鼻内。

第十四节 鼻骨骨折患者的护理

鼻骨位于梨状孔的上方，与周围诸骨连接，受暴力作用易发生鼻骨骨折。鼻骨骨折可单独发生，也可合并颌面骨和颅底骨的骨折。骨折类型与暴力的方向和大小有关。外鼻外伤常伴鼻中隔外伤，出现软骨脱位、弯曲、骨折、黏膜撕裂及鼻中隔穿孔等。

【临床表现】

最常见的症状是局部疼痛、鼻出血，鼻梁上段塌陷或偏斜、皮下淤血。数小时后鼻部软组织肿胀，擤鼻后可出现皮下气肿，触之有捻发感，畸形则被掩盖，仅触痛明显。鼻中隔软骨偏离中线，前缘突向一侧鼻腔。若黏膜下出现血肿，则鼻中隔向一侧或两侧膨隆。如继发感染，则引起鼻中隔脓肿，软骨坏死可致鞍鼻畸形。

【辅助检查】

鼻骨正侧位 X 片或 CT 检查，有助于判断鼻骨骨折的位置。

【治疗原则】

鼻骨骨折应在外伤后 2~3 小时内尽早处理，因此时组织尚未肿胀。一般不宜超过 10 天，以免发生畸形愈合。

（1）闭合性鼻骨骨折

无错位性骨折无需复位。错位性骨折可在鼻腔表面麻醉（必要时做筛前神经麻醉）行鼻内或鼻外法复位，注意进入鼻腔用于鼻骨复位的器械不能超过两侧内眦连线，以免损伤筛板。

（2）开放性鼻骨骨折

应争取一期完成清创缝合与鼻骨骨折的复位。鼻中隔出现偏曲、脱位等情况时，应做开放复位。

（3）鼻骨粉碎性骨折

应根据具体情况做缝合固定、鼻腔填塞等。

（4）鼻额筛眶复合体骨折

多合并严重的颅脑损伤，以开放复位为宜。使用多个金属板分别对鼻骨及其周围断离的骨进行缝合固定。

【护理评估】

（1）健康史

评估患者是否有外伤史，鼻面部是否遭受暴力袭击。

（2）身体状况

局部疼痛、肿胀、鼻出血、鼻及鼻骨周围畸形（鼻梁变宽、鞍鼻）等属常见的症状和体征。根据所受暴力的方向、强度等不同，可出现鼻中隔偏曲、脱位导致鼻塞等症状。

（3）心理-社会状况

患者因担心预后不理想，害怕对外形有影响，易产生焦虑心理。护士应注意评估患者的心理状态，以了解其对疾病的认知和期望。

【护理诊断】

（1）急性疼痛

与外伤和骨折有关。

（2）有感染的危险

与鼻腔黏膜损伤有关。

（3）舒适改变

鼻骨复位术后，鼻腔填塞致张口呼吸、口腔黏膜干燥等有关。

（4）知识缺乏

缺乏鼻骨复位术后的自我护理知识。

【护理措施】

（1）配合医生进行鼻骨复位术，局部用麻醉药浸润，以减轻疼痛。

（2）遵医嘱正确使用抗生素。

（3）鼓励患者多饮水，注意口腔卫生。

【健康教育】

（1）指导患者术后注意防护，勿触碰鼻部，以免引起复位失败。

（2）鼻腔填塞纱条抽取后，短期内避免用力擤鼻、打喷嚏，并注意保护鼻面部，以免影响手术效果。

（3）鼻腔通气不畅者，指导患者正确使用滴鼻剂。

第十五节　脑脊液鼻漏患者的护理

脑脊液鼻漏是指脑脊液经颅前窝底、颅中窝底或其他部位的先天性或外伤性骨质缺损、破裂或变薄处，流入鼻腔，并可引起脑膜炎反复发作。在各种原因所致脑脊液鼻漏中，以外伤性最为多见，其中约80%为外伤及手术所致。

【临床表现】

外伤时有血性液体自鼻孔流出，其痕迹的中心呈红色而周边清澈，或外伤手术后较长时间，鼻腔流出的无色液体干燥后不呈痂状，应考虑为脑脊液鼻漏。脑脊液鼻漏呈持续性或间歇性，单侧居多，双侧少见。鼻腔流出的液体呈清澈无色，在低头用力、压迫颈静脉等情况下，有流量增加的特点。

【辅助检查】

（1）最后确诊依靠葡萄糖定量分析，即脑脊液含葡萄糖量 > 1.7mmol/L（30mg/100ml）；定性分析并不可靠，因泪液或微量血迹可含极少量的葡萄糖，而致检查结果呈假阳性。

（2）脑脊液瘘孔定位

①鼻内镜法。

②CT、MRI 检查是有效、精确的脑脊液漏定位方法。

③椎管内注射标记物法：不易辨清瘘孔部位，且有一定危险性。

④核素 ECT 检查瘘孔定位法：近年来采用核素 ECT 检查瘘孔定位法发现率较高。

【治疗原则】

(1) 保守治疗

外伤性脑脊液鼻漏早期大部可用保守法治愈，包括预防感染，降低颅内压，创造条件促进漏孔自然愈合，如采取头高足低卧位，限制饮水量和食盐摄入量，避免用力咳嗽和擤鼻，预防便秘。鼻内药物腐蚀疗法适用于瘘孔位于筛板且流量较少者，用 20%硝酸银涂擦瘘孔边缘的黏膜，造成创面以促使愈合。

(2) 手术治疗

手术治疗脑脊液漏长期不愈，将导致细菌性脑膜炎，故在行非手术治疗时，必须密切观察病情变化，如非手术治疗无效，应行手术治疗。手术分为颅内法与颅外法。颅内法系由神经外科行开颅术修补漏孔。颅外法又可分鼻内手术法和鼻外手术法修补漏孔，近年应用鼻内镜不仅易于寻找漏孔，且可准确进行修补。

【护理评估】

(1) 健康史

评估患者是否有外伤史、近期手术史及肿瘤等病史。

(2) 身体状况

无色澄清液体自鼻腔流出，在低头用力、压迫颈静脉等情况下流量增加。可伴嗅觉丧失，视力障碍等。长期不愈，可能导致细菌性脑膜炎发作。

(3) 心理-社会状况

患者因担心疾病预后，易产生焦虑心理。护士应注意评估患者的心理状态，以了解其对疾病的认知和期望。

【护理诊断】

(1) 潜在并发症

细菌性脑膜炎。

(2) 知识缺乏

缺乏疾病相关知识。

【护理措施】

（1）术前护理

1）正确收集患者脑脊液鼻漏的标本。

2）全面评估患者：包括健康史及其相关因素、身体状况、生命体征、精神状态等。

3）心理护理：心理疏导，解除患者的紧张情绪，以便更好地配合治疗和护理。

4）饮食护理：指导患者进食有营养、易消化、口味清淡食物，加强营养，增强抵抗力。

5）术前准备：皮肤准备，剪鼻毛剃胡须，遵医嘱备耳后或备下肢皮肤。肠道准备术前 8 小时开始禁食、禁水，术前晚遵医嘱给予开塞露纳肛。抗生素皮肤试验，并记录。

6）做好患者的术前健康教育。

（2）术后护理

1）观察患者生命体征变化：包括体温、脉搏、呼吸、血压。

2）基础护理

①卧位：患者术后清醒后，采取半卧位或抬高床头 15°~30°，卧床休息 1~2 周，以降低颅内压，利于漏口恢复。卧床期间协助床上活动，预防静脉血栓。给予患者定时翻身、叩背、按摩骨突出处，防止压疮及肺部感染。

②饮食护理：术后 6 小时可进冷流食或冷半流食，不能进食刺激性、辛辣食物，不能进食过热食物，防止鼻部血管扩张，引起术腔出血。限制饮水量和食盐摄入量。

③落实晨、晚间护理。

④遵医嘱给予定时雾化吸入。

⑤满足患者合理的生活需求。

（3）专科护理

1）避免颅内压增高

①避免受凉、感冒、打喷嚏，避免用力咳嗽、咳痰。

②保持大便、尿通畅，预防便秘，避免用力排便，必要时遵医嘱给予开塞露或缓泻药，禁用高压灌肠。

③及时有效地降颅压，遵医嘱及时准确应用脱水药，减轻脑组织对修补漏口的压力。

④避免弯腰、低头及剧烈动作。

2）密切观察患者有无颅内压增高症状：剧烈头痛、喷射性呕吐等。

3）观察有无颅内感染，监测患者体温变化，并注意患者有无头痛、呕吐、颈项强直等脑膜刺激征。

4）密切观察患者有无低颅压症状，观察患者有无头痛、头晕、视物模糊、尿量过多等低颅压症状。如患者出现以上症状，应及时报告医生进行对症处理。

5）预防感染：遵医嘱应用抗生素，避免屏气、抠鼻、擤鼻。

（4）心理护理

脑脊液鼻漏患者由于活动受限，活动时间长，病情反复，担心治疗效果，常出现焦虑、烦躁；另一部分症状较轻者认为生活可以自理，易出现不遵医嘱行为，掌握患者的心理变化，进行健康宣教，以取得患者积极配合。

【健康教育】

（1）室内定时开窗通风，保持空气清新，保持室内相对湿度适宜。

（2）适当活动，注意保暖，避免受凉、感冒、打喷嚏，避免用力咳嗽、咳痰。

（3）饮食指导，勿食用辛辣、刺激性食物，选择富含维生素、蛋白质及粗纤维食物，预防便秘，避免用力排便，必要时应用缓泻药。

（4）勿用力擤鼻，注意鼻腔、口腔卫生，戒烟、禁酒。

（5）半年内避免重体力劳动和过度弯腰低头动作。

（6）定期门诊复查，如有咸味液体流经口咽，或鼻部有清水样液体流出等情况随时就诊。

第五章　咽科患者的护理

第一节　急性咽炎患者的护理

急性咽炎是咽黏膜、黏膜下组织及其淋巴组织的急性炎症。多因受凉、劳累等机体抵抗力降低时病毒或细菌趁机感染所致。长期受粉尘和有害气体的刺激，过度的烟酒等，亦可引起本病。本病可单独发生，也可继发于急性鼻炎或急性扁桃体炎，多发生于秋冬及冬春之交。

【临床表现】

（1）症状

起病多较急，先有咽部干燥、灼热，继而出现咽痛，空咽时疼痛更加明显，可影响进食，疼痛也可放射至耳部。全身症状多较轻，但因年龄、免疫力及病毒、细菌毒力不同而轻重不一，常见的有发热、头痛、食欲差、四肢酸痛等。

（2）体征

可见口咽黏膜呈急性弥漫性充血、肿胀，咽侧索及咽后壁淋巴滤泡隆起，表面可见黄白色点状渗出物，腭垂及软腭水肿。颌下淋巴结增大、压痛，鼻咽、喉咽部也可呈急性充血表现，严重者可伴会厌水肿。

（3）并发症

可引起急性中耳炎、鼻炎、鼻窦炎及其他呼吸道急性炎症，急性脓毒性咽炎还可引起急性肾炎、风湿热及败血症等。

【辅助检查】

血象检查可有白细胞计数增加。

【治疗原则】

（1）局部治疗

可采用复方硼砂溶液等漱口液含漱或银黄含片、薄荷喉片等含服。另外，还可用1%～3%碘甘油、2%硝酸银涂抹咽后壁肿胀的淋巴滤泡，以达到消炎的目的。

（2）支持对症治疗

头痛、发热可给予水杨酸制剂解热镇痛。

（3）针对病因治疗

病毒感染时可应用抗病毒药，如阿昔洛韦等，合并细菌感染时可应用抗生素。

（4）中医中药

可用疏风清热、解毒利咽的方法治疗，如贝母、荆芥、防风、板蓝根等，可帮助缓解不适症状。常用的中成药有板蓝根冲剂、清开灵胶囊、银翘片等。

【护理评估】

（1）健康史

了解患者发病前有无受凉、劳累以及感冒、发热等情况，有无物理化学因素的长期刺激，是否有与上呼吸道感染者接触史，有无咽部邻近组织器官的病灶及其他慢性疾病病史。

（2）身体状况

患者为急性病容，精神萎靡，咽痛剧烈，空咽时加重。咽黏膜急性充血，口咽部淋巴组织肿大。

（3）心理-社会状况

患者可能对该病危害性认识不足，未及时就医或治疗不彻底。因此，要注意评估患者对疾病的认知程度以及职业和生活环境。

【护理诊断】

（1）急性疼痛

与咽部急性炎症有关。

（2）体温过高

与咽部急性炎症有关。

（3）潜在并发症

扁桃体周围脓肿、急性会厌炎、风湿热、急性肾炎等。

（4）知识缺乏

缺乏预防疾病传播的知识和自我保健知识。

【护理措施】

（1）感染较重、全身症状较明显者，应卧床休息，多饮水，进清淡流质或半流质饮食，并注意补充维生素。

（2）保持口腔清洁，遵医嘱给予含漱剂漱口、超声雾化吸入以及口含片含服，以利局部清洁消炎。

（3）遵医嘱给予抗病毒药、抗生素、解热镇痛类药物等，观察药物疗效及可能出现的副作用。

（4）观察患者体温的变化以及局部疼痛、红肿情况，注意有无关节疼痛、水肿、蛋白尿等症状出现。体温升高时可给予物理降温。

（5）观察患者呼吸状况，必要时吸氧。对合并会厌炎伴呼吸困难者，应做好气管切开术的准备，以免发生窒息。

【健康教育】

（1）指导患者正确的含漱方法，即含漱时头后仰、张口发“啊”音，使含漱液能清洁咽后壁，但注意不要将药液吞入。

（2）告知患者抗生素疗程要足够，不宜过早停药，以免发生并发症。

（3）鼓励患者积极锻炼身体，增强体质。注意生活规律，尽量少喝酒，不抽烟，避免辛辣刺激性食物，保持大便通畅。

（4）保持空气新鲜与流通，中央空调环境中，应适时开窗，呼吸新鲜空气。避免咽部受刺激，远离有害环境。

（5）嘱患者发病期间，注意适当隔离，戴口罩，勤洗手，防止传播他人。

第二节　慢性咽炎患者的护理

慢性咽炎为咽部黏膜、黏膜下及淋巴组织的弥漫性炎症，常为上呼吸道慢性炎症的一部分，多见于成年人。本病病程长，症状顽固，较难治愈。多因急性咽炎反复发作演变而来，鼻部慢性炎症、下呼吸道慢性炎症、烟酒、粉尘或有害气体的刺激和慢性胃炎等全身慢性疾病也是常见病因。

【临床表现】

全身症状多不明显，主要症状包括咽异物感、干痒感、灼热感和轻微的疼痛，由于咽后壁常有黏稠分泌物刺激，晨起时常出现频发的刺激性咳嗽，伴恶心等。咳嗽时常无分泌物咳出。临床可分为以下三型。

（1）慢性单纯性咽炎

咽黏膜呈弥漫性充血，血管扩张，咽后壁有散在的淋巴滤泡，可有少量黏稠分泌物附着在黏膜表面。

（2）慢性肥厚性咽炎

咽黏膜充血肥厚，呈暗红色，咽后壁淋巴滤泡显著增生，多个散在突起或融合成块，咽侧索也充血肥厚。

（3）慢性萎缩性咽炎与慢性干燥性咽炎

黏膜干燥，萎缩变薄，颜色苍白发亮，多附有黏稠的分泌物或黄褐色痂皮，有臭味。

【辅助检查】

耳、鼻、咽拭子细菌培养

耳、鼻、咽部拭子细菌培养能分离出致病菌，有助于疾病的诊断。

【治疗原则】

（1）一般治疗

积极治疗急性咽炎及鼻和鼻咽部慢性炎症，治疗全身疾病以增强机体抵抗力。做好解释工作，以消除患者的思想负担。

（2）局部治疗

①慢性单纯性咽炎：保持口腔、口咽清洁，用生理盐水、复方硼砂

溶液、呋喃西林溶液、2%硼酸液等含漱；含服华素片、度米芬喉片、薄荷喉片等；用复方碘甘油、2%硼酸甘油、5%硝酸银溶液涂于咽后壁，有收敛及消炎作用。

②慢性肥厚性咽炎：除上述治疗慢性单纯性咽炎的方法外，还可用电凝固法、液氮冷冻、激光、微波、25%~50%硝酸银烧灼等处理淋巴滤泡。但应注意分多次进行治疗，切忌局部破坏过重，形成瘢痕甚至萎缩性咽炎。

③干燥性及萎缩性咽炎：一般治疗可参考慢性单纯性咽炎，含漱可改为咽部灌洗，以便药液达到咽腔并清除咽部痂皮；用痰易净、α-糜蛋白酶等雾化吸入，可改善症状，减轻咽喉干燥；口服小剂量碘化钾（0.1~0.2g，每天2~3次，多饮水）可促进咽分泌物增加，减轻咽干；口服维生素A、维生素B_2、维生素C、维生素E，可促进黏膜和腺体增生。

【护理评估】

（1）健康史

询问患者发病前是否有反复急性咽炎发作、鼻病、牙病、上呼吸道及全身慢性疾病等。了解患者职业状况、生活工作环境及有无烟酒嗜好。

（2）身体状况

表现为咽部干燥、发痒、异物感，患者起床时出现频繁的刺激性咳嗽，伴恶心。咽黏膜弥漫性充血，色暗红，表面常附有少量黏稠分泌物。咽部淋巴组织增生肿大。

（3）心理-社会状况

慢性咽炎大多由急性咽炎反复发作发展而来，因长期有咽部不适，分泌物刺激等症状，患者的学习、生活和工作受到影响，很容易出现焦虑、烦躁等心理变化。因此，护士应通过与患者的交流，了解其对本病的认知程度和心理状态。

【护理诊断】

（1）焦虑

与长期咽部不适、迁延不愈有关。

（2）舒适受损：咽干、咽痒

与咽部慢性炎症有关。

（3）知识缺乏

缺乏慢性咽炎防治常识。

【护理措施】

（1）心理护理

耐心向患者解释病情，减轻其烦躁焦虑心理，促进疾病康复。

（2）病情观察

观察病情变化，慢性肥厚性咽炎如出现耳鸣、耳闷、听力下降，可能并发中耳炎。应及时向医生报告并协助治疗。

（3）治疗护理

慢性肥厚性咽炎可采用10%~20%硝酸银溶液烧灼增生的组织，也可用激光、冷冻的方法治疗，但治疗范围不宜过广。

（4）用药护理

局部用复方硼砂溶液或1∶5000呋喃西林溶液漱口，用度米芬喉片、溶菌酶含片、六神丸或喉痛消炎丸等含化。同时配合中医中药，可用增液汤加减。

【健康教育】

（1）积极治疗全身及邻近组织的慢性疾病。

（2）戒烟酒，少食辛辣、油煎等刺激性食物。

（3）注意口腔卫生，经常漱口。

（4）改善生活和工作环境，保持室内空气清新，避免接触有害气体。

（5）坚持户外活动，以增强体质，提高抗病能力，防止急性咽炎反复发作。

第三节 急性扁桃体炎患者的护理

急性扁桃体炎是腭扁桃体的急性非特异性炎症，常伴有一定程度的咽黏膜和淋巴组织的急性炎症，是一种常见的咽部感染性疾病，多继发于上呼吸道感染。一般在季节交替、气温变化时容易发病，多见于儿童及青少年。中医称急性扁桃体炎为“喉蛾风”“烂乳蛾”。急性扁桃体炎的病原体可通过飞沫或直接接触而传播。通常呈散发性，偶有区域性，多见于集体生活者，如部队、工厂、学校等。

【临床表现】

临床上将急性扁桃体炎分成两类：急性卡他性扁桃体炎和急性化脓性扁桃体炎，其中后者包括滤泡性扁桃体炎和隐窝性扁桃体炎。

（1）急性卡他性扁桃体炎

①症状：多为病毒感染所致，病变较轻。炎症局限于扁桃体黏膜表面，扁桃体隐窝与实质多无明显炎症变化。可有低热、头痛、食欲缺乏、乏力等全身症状，局部症状主要为咽痛和吞咽痛。

②体征：扁桃体充血、肿胀，表面无脓性分泌物。

③并发症：较少。

（2）急性化脓性扁桃体炎

①症状：起病急，可有畏寒、高热、乏力、全身不适、便秘等，咽痛剧烈，可放射至耳部，伴有吞咽困难。小儿因高热可出现抽搐、惊厥及昏睡等。

②体征：扁桃体充血、肿大，腭舌弓、腭咽弓充血明显。急性化脓性扁桃体炎可分为急性滤泡性扁桃体炎和急性隐窝性扁桃体炎两种。急性滤泡性扁桃体炎主要表现为扁桃体实质淋巴滤泡充血、肿胀、化脓，扁桃体形成黄白色小隆起；急性隐窝性扁桃体炎表现为隐窝口有黄白色脓点，重者可出现多发性小脓肿，有时渗出物可融合成膜状，不超出扁桃体范围，易于拭去而不遗留出血创面。下颌角淋巴结常增大。

③并发症：炎症可直接波及邻近组织，引起扁桃体周围脓肿，也可引起急性中耳炎、急性颈淋巴结炎及咽旁脓肿等局部并发症。也可并发与溶血性链球菌Ⅲ型变态反应有关的风湿热、急性肾炎、急性心肌炎、急性关节炎等。

【辅助检查】

（1）血常规

血常规示白细胞计数增高，中性粒细胞数增加提示细菌感染。

（2）细菌培养和药物敏感性试验

可帮助查明病原菌和指导选用合适的抗生素。

【治疗原则】

（1）抗生素应用

为主要治疗方法。首选青霉素类药物，应根据病情轻重决定给药途径。若治疗 2~3 天后病情未见好转，高热不退，应分析原因，可根据药敏试验改用其他种类的抗生素，或酌情使用糖皮质激素。

（2）对症治疗

咽痛剧烈或高热时，可口服解热镇痛药。

（3）局部治疗

常用复方硼砂溶液、复方氯已定含漱液或 1:5000 呋喃西林液漱口。

（4）中医中药

中医理论认为本病系内有痰热，肺胃不清，外感风、火，应疏风清热，消肿解毒。常用银翘柑橘汤或用清咽利膈汤，还可用针刺疗法解热、镇痛。

【护理评估】

（1）健康史

了解患者的工作和生活环境及既往病史。询问患者发病前是否有上呼吸道感染史，是否有受凉、潮湿、劳累及过度烟酒等诱发因素存在。评估患者咽痛的程度、时间及是否有高热、头痛等全身症状。

（2）身体状况

患者急性病容，发热，咽痛，咽黏膜急性充血，淋巴组织充血肿大或表面有脓点，伴下颌角淋巴结肿大及压痛。当引起并发症时有相应的临床表现。

（3）心理-社会状况

急性扁桃体炎起病急骤，症状明显，容易引起重视，大部分能得到及时治疗。护士应注意评估患者的年龄、职业、文化层次，对疾病认知程度以及工作和居住环境。

【护理诊断】

（1）急性疼痛和吞咽障碍

与扁桃体急性炎症和扁桃体过度肿大有关。

（2）体温过高

与扁桃体急性炎症有关。

（3）恐惧

与扁桃体并发症及手术有关。

（4）潜在并发症

扁桃体周围脓肿、急性中耳炎、风湿性关节炎、风湿热、风湿性心脏病、肾炎等。

【护理措施】

（1）心理护理

向患者解释病情，减轻烦躁焦虑心理，促进疾病康复。

（2）观察病情

注意观察病情变化，如发热 3~4 天后体温不降反而再次升高，伴单侧咽痛加剧、吞咽困难、张口受限，提示可能并发扁桃体周围脓肿；如出现鼻塞、流涕、头痛提示并发急性鼻窦炎；如出现耳痛、耳闷、听力下降提示并发急性中耳炎；如出现心慌、胸闷、血尿等提示并发风湿性心脏病、风湿性肾炎等全身并发症，应立即报告医生并协助处理。

（3）用药护理

遵医嘱给予足量抗生素，首选青霉素。若治疗 2~3 天后病情无好转，需改用其他种类抗生素，或酌情使用皮质类固醇激素。用药前仔细询问有无药物过敏史，并做过敏试验；用药后严密观察疗效及有无不良反应，待炎症完全消退后还需用药 3~5 天方可停药。亦可用中药如银翘柑橘汤或清咽利膈汤疏风清热、消肿解毒。儿童患者或症状较重者给予解热镇痛药等对症和支持治疗。局部治疗用复方硼砂溶液或 1∶5000 呋喃西林溶液漱口，或选用度米芬含片、溶菌酶含片等也有较好疗效。

（4）手术护理

对于急性扁桃体炎反复发作或已有并发症者，在急性炎症消退 2~3 周后可行扁桃体切除术，做好手术前后护理工作。

【健康教育】

（1）加强体育锻炼，提高机体抵抗力。

（2）搞好环境卫生，室内应光线充足，空气流通；保持适宜的温度和湿度。因本病有一定的传染性，对急性扁桃体炎的患者应进行适当隔离，以免传播病原体。

（3）养成良好生活习惯，睡眠充足，劳逸结合，根据气候变化及时增减衣物，防止受凉及劳累过度。注意口腔卫生，经常漱口。

（4）饮食宜清淡富于营养，戒除烟酒，少食辛辣刺激性食物。

（5）反复发作时或伴有相应症状时进行心电图及尿液检查或抗链“O”检查，以排除并发肾炎、心肌炎、关节炎等并发症的可能。

（6）对频繁发作，即每年有5次或以上的急性发作或连续3年平均每年有3次或以上发作的急性扁桃体炎或有并发症者，建议在急性炎症消退2~3周后行扁桃体摘除手术。

第四节　慢性扁桃体炎患者的护理

慢性扁桃体炎是扁桃体的持续性感染性炎症，多为急性扁桃体炎反复发作或因腭扁桃体隐窝引流不畅，隐窝内细菌、病毒滋生感染而演变为慢性炎症，是咽部常见疾病之一，以大龄儿童及青年多见。隐窝内积存的细菌分泌的毒素可经扁桃体周围血管网播散至全身，而使扁桃体成为全身性疾病（如风湿热、肾炎等的感染病灶）。急性传染病（如猩红热、麻疹、流行性感冒、白喉等）可引起慢性扁桃体炎，鼻窦炎也可伴发本病。慢性扁桃体炎在某些诱发因素如受凉或潮湿等作用下，可出现各种并发症，如风湿性关节炎、风湿热、心肌炎、肾炎、长期低热等，因此常被视为全身其他部位感染的“病灶”之一，称为“病灶扁桃体”。

【临床表现】

（1）症状

①多有急性扁桃体炎反复发作史。

②平时自觉症状少，可有咽痛、咽干、异物感、刺激性咳嗽、口臭等。

③小儿扁桃体过度肥大可出现呼吸不畅、睡眠打鼾、言语及吞咽

障碍。

④由于经常咽下分泌物及隐窝内细菌毒素，部分患者可有低热、乏力、消化不良等全身症状。

（2）体征

①扁桃体和舌腭弓慢性充血，黏膜呈暗红色。

②用压舌板挤压舌腭弓，扁桃体隐窝口内可有黄白色干酪样点状物溢出。

③扁桃体大小不定，成人多已缩小，表面可见瘢痕，凹凸不平，常与前、后弓炎性粘连，造成周围组织粘连。

临床上为了记录方便，可将扁桃体的外形大小分为Ⅲ度：Ⅰ度，扁桃体仅局限于扁桃体窝内；Ⅱ度，扁桃体超越出舌腭弓；Ⅲ度，扁桃体接近中线、两侧扁桃体几乎相接触。扁桃体的大小不能作为炎症的指征，因为儿童有生理性肥大，成人则多萎缩。

④下颌角下常可触及增大的淋巴结。

（3）并发症

慢性扁桃体炎作为病灶，可引起邻近器官的感染，如鼻窦炎，中耳炎，喉、气管、支气管炎等，也可诱发机体产生变态反应，出现如风湿热、心肌炎、肾炎、关节炎、长期低热等全身并发症。

【辅助检查】

抗链球菌溶血素“O”效价增高，红细胞沉降率加快，血清中黏蛋白异常增高，心电图检查可协助全身并发症的诊断。

【治疗原则】

（1）非手术治疗

①抗生素应用同急性扁桃体炎。

②免疫疗法或抗变应性治疗，包括使用有脱敏作用的细菌制品以及各种增强免疫力的药物，如注射胎盘球蛋白、转移因子等。

③局部药物治疗、隐窝灌洗等均已应用，亦有使用冷冻及激光疗法，但远期疗效均不理想。

（2）手术治疗

有手术适应证者，做扁桃体切除术，对病灶扁桃体的手术，宜在并发症得到控制后进行。

【护理评估】

（1）健康史

评估患者发病前有无急性扁桃体炎、上呼吸道炎症反复发作史以及风湿热、急性肾炎等全身性疾病。

（2）身体状况

平时多无明显自觉症状。如扁桃体过度肥大，可能出现呼吸、吞咽或语言共鸣障碍。检查可见扁桃体和腭舌弓慢性充血，有干酪样分泌物，扁桃体大小不等、凹凸不平，常与周围组织粘连。下颌角淋巴结可肿大。

（3）心理-社会状况

慢性扁桃体炎平时无明显症状，患者多不予重视。疾病反复发作，有并发症发生或准备手术时，患者往往表现出紧张或恐惧等心理状况。因此，护士应评估患者及家属对疾病的认知程度及情绪状况。了解患者的年龄、饮食习惯，生活和工作环境，有无理化因素的长期刺激等。

【护理诊断】

（1）疼痛咽痛

与术后切口疼痛有关。

（2）焦虑

与反复发作的急性扁桃体炎、并发症或手术有关。

（3）潜在并发症

包括切口出血、败血症、风湿热、肾炎等。

（4）知识缺乏

缺乏扁桃体炎的治疗和护理知识。

【护理措施】

（1）心理护理

向患者解释本病的发生、发展及转归，消除患者的恐惧、焦虑心理，积极配合治疗。指导患者按医嘱正确用药，并注意观察药物的疗效及副作用。

(2) 病情观察

观察病情变化，如患者出现心悸、气促、胸闷、四肢关节疼痛、尿液改变，提示发生全身并发症，应及时向医生报告并协助处理。

(3) 治疗护理

在扁桃体表面局部涂药，隐窝灌洗，减少细菌繁殖机会，但远期效果不理想。

(4) 用药护理

对有周期性急性炎症发作者，可在预期发作前1~2周给予抗生素口服，如头孢氨苄、头孢拉定、红霉素、环丙沙星等。同时选用增强免疫力的各种药物，如胎盘球蛋白、转移因子等，口服维生素C、维生素AD、B族维生素等。可根据中医辨证施治的原则治疗，亦可给予口服或含服中成药，如牛黄解毒片、冬凌草片、六神丸、复方草珊瑚片、银黄含片等。

(5) 手术护理

对于慢性炎症反复急性发作，扁桃体过度肿大影响呼吸、吞咽、言语共鸣者，以及慢性炎症已成为引起全身其他脏器病变的病灶，应行扁桃体切除术。

1）术前护理

①向患者解释手术目的及注意事项，以减轻患者紧张心理，争取配合。主动关心患者，听取患者主诉，为患者创建舒适的休息环境，减轻患者焦虑。

②详细询问病史及体格检查，特别注意有无出血性疾病、过敏性疾病及近期急性发作史。测血压、心肺功能、血尿常规、血小板计数及出凝血时间等。

③用复方硼砂溶液清洁漱口3天。

④术前6小时禁食，手术前夜给予适量镇静剂，使患者安睡。

⑤术前半小时注射阿托品和苯巴比妥，以减少唾液分泌和镇静。

⑥如为病灶性扁桃体炎手术者，术前术后应常规给予抗生素。

2）术后护理

①体位：局麻和全麻清醒后采用半坐卧位，全麻未清醒者采用侧俯卧位。

②饮食护理：局麻术后 4 小时，全麻清醒后且无出血者，可进冷流质饮食。第 2 天可改为半流质饮食。1 周后恢复为普食。

③术后可通过颈部冷敷止血、镇痛。

④注意出血情况：术后嘱患者随时将口内分泌物吐出，勿咽下。告知患者唾液中混有少量血丝属正常现象。但持续口吐鲜血或全麻儿童有频繁的吞咽动作，应及时报告医生并予以止血。

⑤防止出血：嘱患者卧床休息，全麻未苏醒者取侧俯卧位，头偏向一侧。全麻清醒后及局麻者取半卧位；手术当天尽量少说话，避免咳嗽，轻轻吐出口腔分泌物，不要咽下；密切观察生命体征、神志、面色及口中分泌物的色、质、量，注意全麻未苏醒者有无频繁吞咽动作，如有活动性出血应立即报告医生并协助止血；勿食辛辣、生硬和过热食物，漱口时冲洗力度不可过大，以免损伤创面引起出血。

⑥减轻疼痛：解释创面疼痛为术后正常现象，指导患者听音乐、看电视等分散注意力以减轻疼痛，也可行颈部冰敷、针刺或穴位按摩，必要时遵医嘱给予镇痛剂或协助医生做下颌角封闭以镇痛。

⑦局部清洁：术后第 2 天开始用含漱液漱口，特别在进食后。

⑧预防感染：术后次日开始漱口，注意保持口腔清洁。向患者解释术后次日创面会形成一层具有保护作用的白膜，勿用力擦拭，以免出血和感染。

⑨遵医嘱给予抗生素和止血药。

⑩观察创面白膜的形成。术后 6 小时在扁桃体窝内有白膜形成，24 小时内白膜完全覆盖创面，术后 10 天内逐渐脱落。如若伤口感染，白膜形成可不完整或为污垢色，亦提示伤口感染。

【健康教育】

（1）术后 2 周内避免进食硬的、粗糙食物，应进营养丰富的清淡软食。进食前后应漱口，保持口腔清洁。

（2）若出现体温升高、咽部疼痛、口中有血性分泌物吐出等症状及时就诊。

（3）注意休息和适当的锻炼，劳逸结合，提高机体抵抗力，避免上呼吸道感染等。

第五节　扁桃体周脓肿患者的护理

扁桃体周脓肿是指发生在扁桃体周围间隙内的化脓性炎症。初起为蜂窝组织炎（称为扁桃体周围炎），继之形成脓肿，常为单侧性，在扁桃体前上者最多，在扁桃体后下方者极少。多见于青壮年，儿童和老人少见。中医称之为喉痈。

【临床表现】

（1）症状

急性扁桃体炎发病3~4天后，发热仍持续或加重，一侧咽痛加剧，吞咽时尤甚，并向患侧耳部或牙齿放射。全身乏力、食欲缺乏、肌酸痛、便秘等。

（2）体征

患者呈急性病容，表情痛苦；头偏向患侧，颈项呈假性僵直；口微张，吞咽困难，言语似口含物，唾液沿口角外溢，饮水自鼻腔反流，炎症波及翼内肌时可出现张口困难。同侧下颌角淋巴结肿大。早期检查可见一侧腭舌弓显著充血。脓肿形成时则局部隆起明显，甚至张口困难。属前上型者，患侧腭舌弓及软腭红肿突出，悬雍垂水肿，偏向对侧，腭舌弓上方隆起，扁桃体被遮盖且被推向内下方。后上型者，咽腭弓红肿呈圆柱状，扁桃体被推向前下方。

【辅助检查】

（1）B超检查

有助于鉴别扁桃体周炎和扁桃体周脓肿。

（2）穿刺检查

扁桃体周围隆起处穿刺有脓可明确诊断。

【治疗原则】

（1）脓肿形成前

脓肿形成前按急性扁桃体炎治疗，给予足量抗生素及适量的糖皮质激素控制炎症。

（2）脓肿形成后

①穿刺抽脓：用以明确脓肿是否形成及脓腔部位。穿刺部位可用1%~2%丁卡因表面麻醉，或用1%普鲁卡因浸润黏膜麻醉。用16~28号粗针头于脓肿最隆起处刺入，即可抽出脓液。穿刺时，应注意方位，不可刺入太深，以免误伤咽旁隙内大血管。

②切开排脓：对前上型者，可在穿刺获脓处，或选择最隆起和最软化处切开；也可按常规定位从悬雍垂根部做一假想水平线，从腭舌弓游离缘下端（与舌根交接处）做一假想垂直线，两线交点稍外即为切口处。切开黏膜及浅层组织后，可用长弯钳插入切口，进入脓腔，充分排脓并冲洗。对后上型者，则在腭咽弓处切开排脓。术后第2天复查伤口，必要时可用血管钳再次撑开排脓，直至无脓为止。

③行扁桃体切除术：对多次脓肿发作者，应在炎症消退2~3周后行扁桃体切除术。

【护理评估】

（1）健康史

评估患者发病前是否有急性扁桃体炎或慢性扁桃体炎急性发作病史等。了解是否有咽部异物及外伤史，有无糖尿病等影响机体免疫力的疾病。

（2）身体状况

扁桃体周脓肿是继发于急性扁桃体炎或慢性扁桃体炎急性发作，在扁桃体急性发炎3~4天后，发热持续不退或加重，体温上升达39℃以上，咽痛加剧、吞咽时加重，常限于患侧可放射至耳部及颈部，基主要特点为吞咽疼痛、吞咽困难、唾液外溢，张口困难，言语不清等改变。

（3）心理-社会状况

患者常因咽痛、吞咽困难及需行脓肿切开而感到紧张、恐惧。护士应评估患者及家属的心理、情绪状况、对疾病的认知程度及文化层次等。

【护理诊断】

（1）急性疼痛

与扁桃体周脓肿压迫及炎症刺激有关。

（2）体温过高

与炎症反应以及炎症引起的败血症、脓毒血症等因素有关。

（3）焦虑

与疼痛、吞咽困难、对手术的担心等因素有关。

（4）有误吸的危险

与脓肿自行溃破或切开时大量脓液未及时吸出有关。

（5）潜在并发症

咽旁脓肿、急性喉炎、喉水肿等。

（6）知识缺乏

缺乏疾病相关知识。

【护理措施】

（1）术前护理

①做好心理护理，注意倾听患者主诉，解释疼痛原因，以缓解患者的紧张情绪。

②尽量分散患者注意力以缓解疼痛。疼痛较重者可行局部封闭消炎镇痛，也可颈部冷敷、针刺或穴位按摩，必要时遵医嘱应用镇痛剂。

③高热患者给予有效的降温措施，多卧床休息，多饮水。

④密切观察患者呼吸情况，尤其是后下型脓肿，可阻塞上呼吸道导致呼吸困难。熟睡中脓肿有可能溃破，应加强夜间巡视。用压舌板检查时动作应轻柔，以防止脓肿破裂。脓肿破裂脓液流入呼吸道时，应尽快用吸引器吸出。

⑤向患者说明切开排脓的目的和方法，以取得患者配合。备好吸引器、氧气等抢救物品，防止大量脓液涌出导致误吸。

（2）术中护理

配合医生进行穿刺抽脓。穿刺时，应注意方位，进针不可太深，以免刺伤咽旁隙大血管引起出血。及时吸出脓液，以免误入气道引起窒息。

（3）术后护理

①卧床休息 24 小时。必要时取头低脚高位，以利于脓液的排出。

②密切观察患者呼吸道是否通畅以及有无出血征象，备好抢救物品。

③遵医嘱使用抗生素，监测患者体温变化，及早发现感染征象。

④进食营养丰富的流质或半流质饮食，不可过烫。

⑤保持口腔卫生，每天漱口5~10次。

【健康教育】

（1）提倡健康生活方式，加强锻炼，提高机体免疫力，防止上呼吸道感染。

（2）多吃新鲜蔬菜水果，避免辛辣刺激性食物，保持大便通畅。

（3）注意口腔卫生，积极治疗急性炎症，防止并发症，糖尿病患者注意血糖控制。

第六节　咽后脓肿患者的护理

咽后脓肿为咽后间隙淋巴结的化脓性病变。咽后间隙内为疏松结缔组织，在中线密集成中缝，将间隙分隔为二，每侧间隙内有淋巴结3~8个，3~5岁后逐渐萎缩消失。因发病机制不同，可分为急性和慢性两种。急性较常见，脓肿多偏向一侧，多见于3岁以下幼儿。慢性多见于成人，多由颈椎结核引起，在椎体与椎前筋膜之间形成寒性脓肿。

【临床表现】

（1）症状

①急性型：起病急，畏寒、高热、咳嗽、咽痛、吞咽困难，吮乳时啼哭、呛咳或拒食，讲话或哭声含糊不清，睡时打鼾，呼吸不畅，头常偏向患侧。

②结核性冷脓肿：发病较慢，常有结核病的全身症状，如午后低热、盗汗、咳嗽、虚弱等，无咽痛，脓肿增大可致咽部梗阻感及吞咽不便。

（2）体征

①急性病容，患儿头偏向患侧，唾液外溢，患侧颈淋巴结增大、有压痛。咽后壁一侧隆起、黏膜充血、脓肿较大时将患侧咽腭弓及软腭推移向前。脓肿触之柔软、有波动感。

②颈椎结核引起的冷脓肿可位于咽后中央部，局部黏膜无明显充血。

（3）并发症

脓肿破溃，吸入下呼吸道，可引起吸入性肺炎，甚至窒息；脓肿向下发展，可引起急性喉炎、喉水肿、纵隔炎等；脓肿向外发展可致咽旁隙脓肿，继之侵蚀大动脉，可发生致死性大出血。

【辅助检查】

（1）脓肿穿刺

可同时达到诊断和治疗两个目的。急性脓肿的脓液黏稠，慢性脓肿的脓液稀薄，如淘米水样。巨大脓肿切开排脓前常需穿刺减压，以防脓肿切开后大量脓液误吸入气道。

（2）颈侧位X线摄片

急性脓肿时，咽后软组织增厚，常超过1cm，有时出现液平面。慢性脓肿常可显示颈椎骨质破坏。

（3）实验室检查

急性脓肿白细胞增高，切开排脓后即可下降至正常。穿刺抽吸脓液应送培养和做药敏试验。

【治疗原则】

（1）急性咽后壁脓肿

确诊后尽早切开排脓。切开前备好急救设备，患者取仰卧头低位，用直接喉镜或压舌板暴露口咽后壁，在脓肿最隆起处以长粗针头穿刺抽脓，然后于脓肿底部用尖刀纵向切开，再用长血管钳扩大切口，排尽脓液并充分吸出。术后予以抗感染、支持治疗。

（2）结核性咽后壁脓肿

如无颈椎病变者，予以全身抗结核治疗，可口内穿刺抽脓，并于脓腔内注入抗结核药，但不可在咽部切开。并发颈椎结核者，治疗颈椎结核的同时经颈外切开排脓，刮除病灶。

【护理评估】

(1) 健康史

了解患者发病前的身体状况、年龄、有无颈部结核病史。

(2) 身体状况

①急性脓肿：发病急，常有畏寒、发热，咽痛，拒食，讲话含糊不清，似口中含物，哭声似鸭鸣，脓肿增大可出现睡眠打鼾及吸气性呼吸困难。

②慢性脓肿：病程长，常有低热、盗汗等结核症状。

(3) 心理-社会状况

急性脓肿多见于婴幼儿，其亲属为其不能进食和呼吸困难而担忧，求医心切，常为急诊就医。慢性脓肿病程长，治疗效果慢，患者因长期的病痛和不能上班而心情焦急不安。

【护理诊断】

(1) 体温过高

与颈深部感染有关。

(2) 舒适的改变：咽痛、异物感

与咽后壁炎症及炎性刺激有关。

(3) 吞咽障碍

与咽部疼痛、脓肿增大阻塞咽腔有关。

(4) 有窒息的危险

与脓肿破裂后脓液误吸入气道及并发喉水肿有关。

【护理措施】

(1) 急性脓肿

①患儿取头侧位，保持安静，必要时应用镇静剂，以免因哭闹致脓肿破裂而致脓液误吸入气道。

②密切观察患儿呼吸情况，必要时给氧气吸入。

③床旁备直接喉镜、吸引装置及气管切开包等急救器材，以备紧急抢救之用。

④一旦脓肿破裂，脓液可误吸入气道，此时应将患儿倒置（头低脚高，婴儿也可将双脚拎起），以防止发生急性窒息。

⑤脓肿切开引流术后的次日或术后第 3 天，需再次扩张引流方可痊愈，需做好再次扩张准备，并协助医生行扩张引流术。

⑥及时、准确按医嘱给予抗生素，并观察其不良反应。

(2) 慢性脓肿

①主动向患者解释有关疾病的发生、发展及治疗、护理方面的问题，安慰并鼓励患者，使其解除顾虑，树立战胜疾病的信心。

②卧床休息，减少颈椎活动。

③改善营养，增强体质。

④协助医师反复多次行脓肿穿刺冲洗及局部药物治疗。

⑤及时而准确地按医嘱给药，并观察药物的不良反应。

【健康教育】

(1) 加强卫生宣教，小儿咽后壁脓肿为急性病症，如延误治疗或治疗不当，可危及生命，故应及时诊治。

(2) 注意劳逸结合，改善营养状况，加强体育锻炼，提高机体抵抗力。

第七节　鼻咽纤维血管瘤患者的护理

鼻咽纤维血管瘤是鼻咽部最常见的良性肿瘤，肿瘤内由致密结缔组织、大量弹性纤维和血管组成，易引起大出血。本病多见于10~25岁男性，因此又称男性青春期出血性鼻咽血管纤维瘤。

【临床表现】

(1) 症状

可因肿瘤原发部位、大小、生长速度、扩展方向及有无并发症而异。

①反复鼻出血：为一重要症状，小的肿瘤仅局限在鼻咽者，出血量并不多，有时涕中带血。待瘤体长大，则易反复鼻出血，或由口中吐出，有时出血量可达数百毫升，往往不易止住，即使填塞也难以控制。出于大量或长期出血，患者多伴有不同程度的贫血。

②进行性鼻阻塞：肿瘤向前伸展，堵塞后鼻孔，可引起一侧或两侧鼻阻塞，鼻塞重时用口腔呼吸，睡眠发出鼾声，说话呈闭塞性鼻音，咽

部常有干燥感。

③邻近器官的压迫症状：如肿瘤压迫咽鼓管咽口，则可发生耳鸣、耳痛及听力减退等症状。破坏颅底及压迫脑神经，则有头痛及脑神经麻痹。若肿瘤侵及眼眶、翼腭窝或颞下窝，则致眼球突出、视力减退、颊部或颞颧部隆起及三叉神经痛。较大肿瘤突入口咽部，可使软腭膨隆、饮食困难。

（2）体征

①鼻咽镜检查可见鼻咽部有圆形或椭圆形或不规则形淡红色肿物，表面光滑，可见有显著的扩张血管。收缩下鼻甲黏膜后，鼻腔检查经后鼻孔可见到淡红包肿物。手指触诊，感到肿物质坚韧、活动度小；而易出血，故宜谨慎行之。

②X线摄片特别是体层摄片或CT断层扫描或MRI摄片，可了解肿瘤的大小、扩展方向及侵犯范围。

【辅助检查】

（1）前鼻镜检查

常见一侧或双侧鼻腔有炎性改变。收缩下鼻甲后，则可见鼻腔后部粉红色肿瘤。

（2）间接鼻咽镜检查

可见鼻咽部圆形或分叶状红色肿瘤，表面光滑且富有血管，瘤体侵入后鼻孔-鼻腔可引起外鼻畸形或软腭塌陷。

（3）影像学检查

鼻窦、颅底的X线平片或断层片能显示肿瘤的大小、范围及邻近器官的侵犯情况。必要时行CT扫描，则病变显示更为清晰。术前颈内动脉造影与栓塞能明确肿瘤的主要供血动脉，并可减少术中出血，从而保证手术安全而彻底。

【治疗原则】

主要采取手术治疗。根据肿瘤的范围和部位采取不同的手术路径。肿瘤位于鼻咽部或侵入鼻腔、鼻窦者，可采用硬腭进路；肿瘤侵入翼腭窝者，则采用硬腭进路加颊侧切口；肿瘤侵入颅内者，则需要采用颅颌联合进路。为防止术中大出血，可采用术前行数字减影血管造影及血管栓塞术和术中进行控制性低血压等方法。近年来出现的鼻内镜下鼻咽纤维血管瘤切除术具有利用鼻内镜视角多、视野清晰、可直视下手术等优点，手术效果好，患者术后反应轻，目前已广泛开展。

【护理评估】

（1）健康史

了解患者发病前的健康状况、性别及年龄特征、鼻腔阻塞持续的时间，出血的程度和次数等。

（2）身体状况

①出血：阵发性鼻腔和（或）口腔出血，常为患者首诊原因。由于反复大出血，患者多有不同程度的贫血。

②鼻塞：肿瘤堵塞后鼻孔并侵入鼻腔，引起一侧或双侧鼻塞，多伴有流涕、闭塞性鼻音、嗅觉减退等症状。

③其他症状及体征：瘤体不断增长可导致邻近骨质压迫吸收及相应器官的功能障碍。若侵入邻近结构则可出现相应表现：如侵入眼眶，则出现眼球突出、视神经受压和视力下降；侵入翼腭窝、颞下窝引起面颊部隆起；侵入鼻腔可引起外鼻畸形；侵入颅内压迫神经，引起头痛及脑神经瘫痪；肿瘤压迫咽鼓管，可导致耳鸣、耳闷及听力下降。

（3）心理-社会状况

由于病变部位隐蔽，早期症状轻，仅表现为类似慢性鼻炎的鼻塞，因此常不引起患者及其家属的重视。当出现反复多次大出血时，患者及其家属无不惊恐，求医心切。当得知该病的性质、手术的危险性、术后有可能复发及治疗费用较昂贵时，患者及家属的心理负担和经济压力都很大。因此，应评估患者的情绪状态、对疾病的知晓程度及家庭关注程度等。

【护理诊断】

（1）恐惧

与疾病导致鼻腔和（或）口腔出血以及对手术不了解有关。

（2）组织灌注量不足

与鼻腔大出血有关。

（3）有营养失调的危险：低于机体需要量

与失血过多、术后疼痛、吞咽障碍有关。

（4）舒适的改变：疼痛、鼻塞、耳鸣

与肿瘤侵犯邻近器官及术后鼻腔、鼻咽部填塞有关。

（5）出血或潜在的出血

与肿瘤组织受创、受热、过度活动及术后创面存在有关。

（6）潜在的感染

与鼻腔出血、前后鼻孔填塞、贫血有关。

（7）知识缺乏

缺乏有关手术治疗及术后自我保健的知识。

【护理措施】

（1）术前护理

①心理护理：向患者介绍疾病有关知识以及手术治疗的目的，消除患者及家属的恐惧心理，以取得配合。介绍成功病例，让患者增加战胜疾病的信心。

②密切观察患者鼻腔出血情况，定时测量血压、脉搏，记录出血次数及出血量。

③进行术前准备：包括鼻腔手术备皮、交叉配血试验以及行血常规、出凝血时间等检查。

④正确执行术前用药。

（2）术后护理

①密切观察伤口出血情况及生命体征变化。鼻腔填塞物填塞期间，应滴以液状石蜡等使之保持润滑。填塞纱条应分次取出，同时备好止血包等抢救物品。填塞物去除后应注意保持鼻腔通畅湿润，预防鼻腔再出血。

②患者清醒后改半卧位，有利于鼻腔引流，减少头部血液量，减轻头痛及局部水肿。

③行前后鼻孔堵塞术的患者应严密观察呼吸及血氧饱和度，注意维持后鼻孔纱球的有效牵引，防止坠落引起窒息。

④由于患者出血较多，术后应进食营养丰富高蛋白流质或半流质饮食，注意温度不宜过热，并及时补充电解质及充足的液体。

⑤遵医嘱适当应用抗生素，加强口腔护理。

【健康教育】

（1）告知患者及家属出院后继续定期随访，预防复发，如再次发生鼻出血，应立即来院就诊。

（2）适当参加体育锻炼，增强体质，但要注意避免重体力劳动和剧烈运动。

（3）加强营养，进食高蛋白及含铁丰富饮食，改善贫血情况。

第八节　鼻咽癌患者的护理

鼻咽癌是我国常见恶性肿瘤之一，居耳鼻咽喉恶性肿瘤之首，好发于我国南方。流行病学调查资料显示，我国鼻咽癌的发病率居世界首位，其中以广东、广西、福建、湖南、江西等地发病率最高，男性发病率为女性的2~3倍，发病年龄大多为中年人，也有青少年患病者。鼻咽癌恶性程度较高，早期即可出现颈部淋巴结转移。

【临床表现】

由于鼻咽部解剖位置隐蔽，故鼻咽癌早期症状不典型。

（1）鼻部症状

早期有易出血倾向，常出现晨起回缩涕血，或擤出血性涕，但量少且会自行停止，故容易被忽视。晚期则出血量较多。肿瘤可阻塞后鼻孔，出现鼻塞。始为单侧，继而发展为双侧。

（2）耳部症状

肿瘤阻塞或压迫咽鼓管咽口，可引起耳鸣、耳闷塞感及听力减退或伴有鼓室积液，临床上易误诊为分泌性中耳炎。

（3）颈部淋巴结肿大

颈淋巴结转移者较常见，以颈部淋巴结肿大为首发症状者占60%。转移肿大的淋巴结为颈深部上群淋巴结，呈进行性增大，质硬不活动，无压痛，始为单侧，继而发展为双侧。

（4）脑神经症状

肿瘤经患侧咽隐窝的破裂孔侵入颅内。侵犯第Ⅱ～Ⅵ脑神经可产生头痛、面部麻木、复视、眼球外展、上睑下垂等脑神经受累症状；瘤体直接侵犯或由转移淋巴结压迫，可导致Ⅸ～Ⅻ脑神经受损，引起软腭麻痹、反呛、声嘶、伸舌偏斜等症状。

（5）远处转移症状

晚期鼻咽癌可发生肺、肝、骨等远处器官转移，出现相应症状。

【辅助检查】

（1）间接鼻咽镜、纤维/电子鼻咽喉镜检查

肿瘤常位于咽隐窝或鼻咽顶前壁，呈菜花状、结节状或溃疡状，易出血。早期病变不典型，仅表现为黏膜充血、血管怒张或一侧咽隐窝较饱满。

（2）影像学检查

CT 和 MRI 鼻咽颅底扫描检查，可了解肿瘤侵犯的范围及颅底骨质破坏的程度。

（3）EB 病毒血清学检查

可以作为鼻咽癌辅助诊断指标。其中，病毒壳抗原——免疫球蛋白 A（EBVCA-IgA）抗体测定常用于鼻咽癌诊断、普查和随访。

（4）活检

为确诊鼻咽癌的依据。应尽可能做鼻咽部原发灶的活检，一次活检阴性不能否定鼻咽癌的存在，部分病例需多次活检才能明确诊断。

【治疗原则】

鼻咽癌大多属低分化鳞癌，对放射治疗敏感，因此，放射治疗为首选治疗方案。通常采用^{60}钴或直线加速器高能治疗，目前临床已开始应用新的投照技术“调强适形放射治疗”，放疗后残留或局部复发灶可采取手术治疗。另外，在放射治疗期间可配合化学治疗、中医中药及免疫治疗，以防止癌细胞向远处转移，提高放射治疗敏感性和减轻放射治疗并发症。只有在下列情况下才考虑手术治疗：①放疗后复发或尚有病灶残留；②肿瘤对放射线不敏感；③放疗无效的颈部转移病灶。

【护理评估】

(1) 健康史

了解患者发病前的健康状况，重点评估患者发病的危险因素，如有无EB病毒感染史，是否经常食用腌制、腊味等亚硝酸盐含量高的食品，是否经常接触污染空气及饮用水情况，有无家族史等。

(2) 身体状况

早期可见涕中带血或回吸血涕。瘤体不断增大可致鼻塞。患者有耳鸣、听力下降、耳内闭塞感。头痛、面部皮肤麻木或感觉异常、上睑下垂、眼球固定；眼球外展受限；斜视、复视；视力减退或消失；伸舌偏斜等。

(3) 心理-社会状况

鼻咽癌早期症状不典型，漏诊、误诊率高，常需反复多次活检，给患者造成极大的心理压力。当出现颈淋巴结肿大等典型症状时，疾病已达到晚期，患者往往感到痛苦和绝望。因此，应注意评估患者的文化层次、对疾病的认知程度、情绪状况、压力应对方式和家庭支持情况等。

【护理诊断】

(1) 有鼻出血的危险

与肿瘤侵犯血管有关。

(2) 慢性疼痛：头痛

与肿瘤侵犯脑神经和脑组织有关。

(3) 恐惧

与患肿瘤、害怕放射治疗等有关。

(4) 知识缺乏

缺乏有关鼻咽癌早期症状的认知及防治知识。

【护理措施】

(1) 鼻出血护理

①鼻腔大量出血者应给予止血剂或施行鼻腔填塞、血管结扎等措施。

②按医嘱补液，并做好血型鉴定，随时准备输血。

(2) 慢性头痛的护理

①评估慢性头痛程度。

②头痛严重者遵医嘱及时给予镇静剂或镇痛剂，以减轻患者痛苦。

③观察放疗或化疗的不良反应并及时对症处理，帮助患者尽可能完成正规疗程，多数患者经治疗后头痛能够明显减轻或消失。

（3）心理护理

①评估恐惧心理程度，鼓励患者说出恐惧的原因及心理感受，并采取疏导措施。

②向患者讲解病情及目前的治疗进展，或让成功病例现身说法，争取得到家属亲友关心、支持。

③鼓励应用合适的方法转移情感，分散紧张恐惧心理，如音乐、放松疗法等。

（4）放疗护理

1）饮食护理：加强营养，以高蛋白、高维生素、低脂肪及含碳水化合物丰富的易消化的食物为主；多饮水，每天水分摄入≥2500ml；少食多餐，切忌酸、辣、过热、冰冻、粗糙、多刺等可能刺激口腔黏膜创面的食物。

2）皮肤护理

①保持照射野皮肤的清洁干燥；保护照射野标记的清晰，不能私自涂改。

②照射野皮肤忌用冷热刺激，忌用碘酒、胶布、肥皂、酸性或碱性物质，避免阳光照射。

③选择宽松柔软的棉质衣物，减少对照射野皮肤的摩擦。

3）口腔护理

①保持口腔清洁卫生，餐前、餐后要用生理盐水含漱数次，注意刷牙用柔软毛刷。

②有口腔黏膜反应者选用3%～5%的碳酸氢钠溶液及含庆大霉素和地塞米松的溶液漱口。

③做好超声雾化吸入护理。

④口腔黏膜反应：表现严重疼痛时，可用含有局麻药的漱口水漱口。

4）功能锻炼：指导患者每天进行张口锻炼，因放射治疗容易引起颞颌关节的损伤，从而导致张口困难。

5）心理护理：向患者讲解放疗的意义，可能出现的并发症及其原因，如口腔黏膜急性反应及张口受限等。让患者理解坚持有效地预防和治疗对减少并发症是非常有意义的，以消除患者的恐惧感，树立战胜疾病的信心。

【健康教育】

（1）普及健康知识，少食咸鱼腊肉等腌制品，如出现颈部肿块、剧烈头痛、回缩涕血、耳鸣耳聋等症状时应及早就医。

（2）对有家族遗传史者，应定期进行有关鼻咽癌的筛查，如免疫学检查、鼻咽部检查等。

（3）放疗过程中，注意骨髓抑制、消化道反应、皮肤反应、唾液腺萎缩、放疗性肺炎等并发症。经常检查血常规，防止感染，注意口腔卫生，适当中药调理等。

（4）进食高蛋白、高热量、高维生素饮食，多喝水，多吃水果，以改善营养状态，增强机体免疫功能和抵抗力。

（5）定期复查，根据不同病期情况制定相应随访计划。

第九节　阻塞性睡眠呼吸暂停低通气综合征患者的护理

阻塞性睡眠呼吸暂停低通气综合征是指睡眠时上气道塌陷阻塞引起的呼吸暂停和通气不足，伴有打鼾、睡眠结构紊乱，频繁发生血氧饱和度下降以及白天嗜睡等症状。具体是指成人于 7 小时夜间睡眠时间内，发生口、鼻气流周期性中断 30 次以上，每次呼吸暂停时间为 10 秒以上；睡眠过程中呼吸气流强度较基础水平降低 50% 以上，并有动脉血氧饱和度（SaO_2）下降≥4%；呼吸暂停低通气指数（即平均每小时睡眠中呼吸暂停和低通气的次数）>5。本病是最常见、危害严重的一种睡眠呼吸低通气综合征。阻塞性睡眠呼吸暂停低通气综合征可发生于任何年龄，但以中年肥胖男性发病率最高。

【临床表现】

（1）打鼾

是患者的特征性表现，这种打鼾音量大，十分响亮；鼾声不规则，时而间断，打鼾与呼吸暂停交替出现。

（2）白天极度嗜睡

常有晨起头痛、倦怠、过度嗜睡（与他人交谈时不自觉入睡）、记忆力差、工作效率低、行为怪异等表现。

（3）呼吸暂停

睡眠中呼吸暂停频繁发作，患者常惊醒，甚至突然坐起、大汗淋漓、有濒死感。在睡眠中常发生类似拍击样、震颤样四肢运动以及睡行症等。

（4）心血管症状

患者常表现为心律失常、高血压，严重者可出现心力衰竭。

（5）其他

夜间遗尿症、头痛，性格改变。

【辅助检查】

（1）内镜检查

如鼻内镜、纤维鼻咽镜、喉镜等，有助于明确病因、部位及性质。

（2）多导睡眠监测

应用多导睡眠描记仪（PSG）对患者进行整夜连续的睡眠观察和监测，可测试肺功能，自动记录口鼻气流、胸腹呼吸运动、脑电图、眼电图、肌电图、血氧饱和度等，是诊断 OSAHS 的金标准。OSAHS 具体是指成人于 7 小时的夜间睡眠时间内，至少有 30 次呼吸暂停，每次呼吸暂停时间至少 10 秒以上；睡眠过程中呼吸气流强度较基础水平降低 50% 以上，并伴动脉血氧饱和度下降 ≥4%；或呼吸暂停低通气指数（即平均每小时睡眠中呼吸暂停和低通气的次数）>5。

（3）影像学检查

可做头部 X 线、CT 扫描或 MRI 等检查，对查明病因、判断阻塞部位具有一定意义。

（4）声学监测

用声级计和频谱仪测量鼾声，用于比较治疗效果。

【治疗原则】

OSAHS 的治疗要点为内外科结合的综合治疗。

（1）非手术治疗

睡姿调整，尽量采用侧卧位；减肥；鼻腔持续正压通气治疗，空气流速为 100L/min，压力在 5～15cmH_2O 之间；症状较轻者可选用药物治疗。

（2）手术治疗

明确病因者可采用手术治疗。常用的手术方式为腭垂腭咽成形术（UPPP），气管切开对重症及不能行其他手术者是一种切实有效的方法。

【护理评估】

（1）健康史

询问患者是否有引起鼻咽部阻塞的疾病，是否有甲状腺功能低下、糖尿病等影响呼吸的全身性疾病。询问家族中有无肥胖、鼾症患者等。

（2）身体状况

患者多肥胖，睡眠中出现打鼾及呼吸暂停，睡眠质量差，晨起头痛，白天嗜睡，工作效率低，记忆力下降，注意力无法集中。儿童常有遗尿、生长发育迟缓等。严重者可引起高血压等心血管系统疾病。

（3）心理-社会状况

OSAHS 起病初期往往被忽略，直到引起严重并发症才引起重视。频发呼吸暂停、缺乏相关知识及对预后的担心常使患者及家属感到焦虑和担心。患者因性格改变、行为怪异等易导致人际关系紧张。因此，应重点评估患者睡眠情况、性格特征、情绪状况、社交水平及对疾病的认知程度等。

【护理诊断】

（1）焦虑

与健康受到威胁、担心治疗效果有关。

（2）气体交换受损

与气道狭窄等原因影响通气有关。

（3）睡眠型态紊乱

与呼吸道阻塞引起憋气、觉醒有关。

(4)潜在并发症

脑卒中、心肌梗死、呼吸衰竭、睡眠中猝死等。

(5)知识缺乏

缺乏本病相关知识及手术配合知识。

(6)意外受伤的可能

与患者白天过度瞌睡有关。

【护理措施】

(1)心理护理

鼓励患者表达自己的感受，并给予安慰与疏导。详细讲解本病基础知识，治疗的目的、方法及疗效等，消除其紧张恐惧心理及对预后的担心。

(2)一般护理

①密切观察患者的生命体征，特别是凌晨4~6时呼吸、血压的变化，因这段时间内最容易发生频繁呼吸暂停或猝死。同时准备好抢救用物，如吸引器、气管切开包或气管插管用物等以备急用。

②指导患者采取半坐卧位或侧卧位睡眠，以防止软腭及舌根塌陷导致呼吸道阻塞，睡前不用安眠药，睡前3~4小时内不饮含酒精的饮料。避免擅自应用镇静催眠等中枢神经系统抑制药，以免直接导致睡眠窒息的发生。

(3)正压通气治疗患者的护理

①通气前准备：初次通气治疗上机前向患者解释目的和方法，消除患者顾虑及紧张情绪。训练患者呼吸，使其很快与呼吸机同步。

②人机连接界面的选择：根据病情及患者的耐受情况选择鼻罩或面罩，对轻症呼吸阻塞患者应首选鼻罩通气，无效时换用面罩，重症呼吸衰竭时应首选面罩。

③体位与面罩松紧度：患者治疗时可取半卧位、坐位，但要使头、颈、肩在同一平面上，头略向后仰，保持气道通畅。四头带或软帽固定带的松紧度以无明显漏气的最小张力为宜，注意防止鼻梁、鼻翼两侧皮肤受损及因头发的滑动影响头带的固定。

④呼吸道管理：加强呼吸道湿化和雾化，指导患者进行有效咳嗽、排痰，协助翻身、拍背，在病情允许的情况下鼓励多饮水。如患者无力

咳嗽或出现意识障碍不能自行排痰，应卸除面罩吸痰，必要时行气管插管。

⑤加强监护：治疗过程中应严密观察动脉血气分析、SaO_2、血压、心率、呼吸频率、幅度、呼吸肌运动情况及患者精神状态、意识和主观感觉。注意保持呼吸机处于正常工作状态。

（4）对使用口器治疗者，睡前可用舌保护器置于口中，使舌保持轻度前置位，增加喉腔前后距离，从而减轻上呼吸道阻塞症状。

（5）手术治疗是目前治疗本病的重要手段之一，最常用的术式有腭垂腭咽成形术。

1）术前护理

①按耳鼻咽喉手术护理常规做好术前准备。

②尽量安排患者住单人病房，调整睡眠姿势，采用舌保护器，以免鼾声影响其他患者休息。

③督促患者减肥、戒酒以减轻症状，增加手术的安全性。

④定时测量血压，密切观察呼吸暂停情况，尤其要加强凌晨时巡视。若患者憋气时间过长，应将其推醒。

2）术后护理

①取坐位或半坐位进食，因少数患者术后数日内由于暂时性软腭功能障碍，在进食过程中易发生食物自鼻腔呛出。

②咽痛明显、吞咽困难者，应在术后1~3天内给予流质或半流质饮食。

③床边备吸引器，嘱患者及时将咽部分泌物或血液吐至口边吸出。

④密切观察术后出血情况，对高血压患者应注意控制血压，并采取适当的止血措施。

【健康教育】

（1）由于术中切除部分软腭及悬雍垂，术后有可能出现饮食误呛、鼻腔反流现象，一般会在2周内消失。

（2）术后2~4周内切勿进坚硬、粗糙以及酸、辣刺激性食物，防止切口出血；注意口腔卫生，进食后漱口，预防切口感染。

（3）告知患者术后一般1~2个月效果才比较显著，6~12个月疗效才稳定。嘱患者定期随访并监测心脏功能、血压等，防止并发症的发生。

（4）对患者进行行为干预，指导患者控制饮食、定期锻炼、戒除烟酒、减轻体重。

（5）避免应用镇静药物、调整睡眠体位。

（6）嘱患者坚持随访，监测患者血压、心脏功能等，预防并发症。

（7）告诫患者不宜从事驾驶、高空作业等有潜在危险的工作，以免发生意外。

第十节　腺样体肥大患者的护理

腺样体亦称咽扁桃体，位于鼻咽顶后壁中线处，为咽淋巴内环的组成部分。在正常生理情况下，6~7 岁发育至最大，青春期后逐渐萎缩，在成年人则基本消失。若腺样体增生肥大，且引起相应症状者，称腺样体肥大，为一病理现象。本病多见于儿童，且常合并有慢性扁桃体炎，与分泌性中耳炎密切相关。

【临床表现】

（1）鼻、咽和下呼吸道症状

鼻阻塞为本病的主要症状。分泌物常较多，呈黏脓性或脓性，因鼻阻塞，有闭塞性鼻音，言语含糊不清。患儿张口呼吸，睡眠时舌根后坠，常有鼾声，睡眠不安。

（2）耳部症状

腺样体肥大可堵塞咽鼓管咽口，咽鼓管咽口也可因其周围之淋巴组织增生或受炎症及其分泌物之波及而堵塞，引起非化脓性中耳炎，致耳鸣、听力减退、鼓膜内陷或鼓室积液。也可继发感染而发生化脓性中耳炎。

（3）反射性神经症状

睡眠多噩梦，致梦中惊叫、磨牙、遗尿、喘鸣性喉痉挛或哮喘发作。

（4）全身症状

主要为慢性中毒和营养发育障碍症状，如反应迟钝，注意力不集中. 也可因长期慢性缺氧而出现肺源性心脏病，甚至急性心力衰竭。

【辅助检查】

（1）视诊

有典型的“腺样体面容”，口咽部常见黏脓液从鼻咽部流下。

（2）间接喉镜和电子纤维鼻咽镜检查

可见鼻咽顶后壁分叶状淋巴组织，可有5~6条深纵槽，槽中有时可见脓液或碎屑，若腺样体肥大，可将鼻咽部全部占满并阻塞后鼻孔。

（3）触诊

可触知鼻咽顶后壁处有软组织团块。

【治疗原则】

（1）腺样体切除器切除法

具有出血少、安全、易学、切除的腺样体不会掉入气管引起窒息等优点；缺点是有时易使腺样体残留，可导致术后复发。

（2）腺样体刮匙刮除法

此方法刮除腺样体较彻底，适用于较大的腺样体。但易造成咽后壁及侧壁的损伤，出血较用腺样体切除器时为多，并有引起窒息的危险。

（3）间接鼻咽镜下腺样体刮除法

本方法操作简单，视野清楚、直观，手术时间短，刮除腺样体彻底，不易复发，损伤小，止血可靠。

（4）鼻内镜下腺样体切除法

①用鼻内镜配备的旋转切割器直视下逐步切除腺样体。此方法具有视野暴露好、直观、切除彻底、止血可靠、复发少等优点，但亦有手术时间较长，经鼻腔途径时可造成术后粘连等缺点。

②应用低温等离子射频技术行腺样体消融术。此方法具有安全、不出血或出血少、易操作、疗效好等优点。

【护理评估】

（1）健康史

患者的年龄、性别、职业、婚姻状况、营养状况等，尤其注意与现患疾病相关的病史和药物应用情况及过敏史、手术史、家族史、遗传病史和女性患者生育史等。

(2) 身体状况

由于儿童鼻咽腔狭小，若增殖体肥大堵塞后鼻孔及咽鼓管，可引起相邻耳、鼻、咽、喉等处症状。全身发育和营养状况较差，并有夜惊、磨牙、遗尿、反应迟钝、注意力不集中等。

(3) 心理-社会状况

评估患儿家属对疾病的认知程度以及腺样体肥大患者在日常生活存在的不安全因素，使患儿家属对疾病能够正确理解，防止意外发生。

【护理诊断】

(1) 出血

与手术创面有关。

(2) 感染

术后患儿抵抗力低下，切口感染有关。

(3) 并发症

由于长期慢性缺氧而出现肺源性心脏病。

(4) 知识缺乏

缺乏对疾病治疗与术后护理的自我保健知识。

【护理措施】

(1) 术前护理

①全面评估患者：包括健康史及其相关因素、身体状况、生命体征，以及神志、精神状态、行动能力等。

②心理护理：对患者给予同情、理解、关心、帮助，告诉患者不良的心理状态会降低机体的抵抗力，不利于疾病的康复。解除患者的紧张情绪，更好地配合治疗和护理。

③术晨0:00开始禁食、禁水。

④术前1天晚应酌情给予镇静药，术前30分钟皮下注射阿托品。

(2) 术后护理

①体位：去枕平卧6小时。

②注意观察呼吸。

③注意观察痰中及唾液中出血情况，并观其吞咽动作，如吞咽动作频繁并脉搏变快，即有伤口出血可能，应及时检查处理。

④手术当日嘱患者安静休息，少说话，尽量避免咳嗽。

⑤饮食护理：全身麻醉术后6小时，无出血者可开始进食半流食，7~10天不宜吃硬食和油炸食物，以免损伤伤口；水果及果汁因含果酸，刺激伤口可能引起疼痛和影响伤口愈合，少吃或不吃为宜。

⑥注意保暖，防止感冒、咳嗽引起伤口感染，以致继发出血。

⑦术后48小时内患者可有低热，此为正常反应，如有高热，则应注意有无局部或全身并发症。

⑧遵医嘱给予抗生素静脉输液治疗，预防感染。

【健康教育】

（1）可进清淡易消化食物，高热量、高维生素、高蛋白质饮食，切勿暴饮暴食，避免辛辣、刺激性食物。

（2）加强体育锻炼，增强体质，避免上呼吸道感染，以免导致咳嗽。

（3）3个月内勿剧烈运动或过度兴奋大笑，防止伤口出血。

（4）定期门诊复查，有伤口出血、呼吸困难等情况随时就诊。

（5）注意口腔卫生，保持口腔清洁，可用温的淡盐水漱口。

（6）保持室内温度，相对湿度适宜。

（7）注意保暖，预防感冒。

第六章　喉科患者的护理

第一节　急性会厌炎患者的护理

急性会厌炎是一种声门上区以会厌黏膜为主的急性喉部炎症，又称急性声门上喉炎，为喉科急重症之一。本病起病急，发展迅速，易发生显著水肿和脓肿，严重时可因会厌肿胀堵塞气道而引起窒息死亡。成人及儿童均可发病。全年均可发病，以冬春季节为多。

【临床表现】

（1）症状

①全身症状：起病急骤，多伴畏寒、发热、乏力，体温为 38～39℃，少数可高达 40℃以上。若病情进展迅速，可有精神萎靡、乏力、四肢发冷、面色苍白青紫、脉细速、血压下降、出虚汗等，可在短时间内出现昏厥或休克。

②局部症状：以咽痛为首发症状。咽痛剧烈，吞咽时加重，以致不同程度的吞咽困难，轻者有咽部阻塞感，重者饮水呛咳。会厌肿胀严重时，可引起吸气性呼吸困难，甚至窒息，语声因会厌肿胀而含混不清，但很少出现声音嘶哑。

（2）体征

①间接喉镜是诊断急性会厌炎的常规检查。会厌充血肿胀，尤以舌面为甚，严重时会厌呈球状，脓肿形成时会厌舌面有黄白色脓点或脓苔，因会厌不能上举，声门无法窥清。

②儿童难以配合间接喉镜检查，有时需要用直接喉镜检查。

【辅助检查】

（1）血常规

白细胞及中性粒细胞计数增高。

(2) 喉侧位 X 线拍片

见会厌肿大，界限清楚，有助于婴幼儿的诊断。

【治疗原则】

一旦确诊，需住院治疗。尽快控制感染，静脉注射足量的抗生素和糖皮质激素，如头孢类抗生素、地塞米松等。急性变态反应性会厌炎患者首先进行抗变态反应治疗。如喉阻塞程度较严重则按喉阻塞的处理原则治疗。如会厌舌面脓肿形成，或脓肿虽已破裂仍引流不畅时，应行切开排脓。

【护理评估】

(1) 健康史

评估患者有无上呼吸道感染，有无邻近器官感染如咽炎、扁桃体炎等，有无过度疲劳、吸入有害气体、外伤、误吸异物、接触变应原等。评估发病的时间，起病的缓急，有无呼吸困难、声嘶等。

(2) 身体状况

患者呈急性病容，发热，寒战，咽喉疼痛，言语含混，但多无声音嘶哑。严重者可有吸气性呼吸困难，甚至窒息。

(3) 心理-社会状况

患者起病急，咽喉部疼痛剧烈，严重者口水也无法下咽，甚至呼吸困难，因此患者和家属就诊可能会焦急、恐惧，护士应注意评估患者和家属的心理和情绪状况。对于无呼吸困难的患者，往往容易掉以轻心，误认为只是普通的咽喉炎，不必住院治疗，对此护士要注意评估患者对疾病的认识程度、文化层次等，使其对疾病能够有正确的理解和认识，防止意外发生。

【护理诊断】

(1) 体温过高

与喉部感染有关。

(2) 疼痛

剧烈咽喉痛，与急性会厌炎症有关。

（3）吞咽障碍

与会厌明显充血肿胀及剧烈咽喉痛有关。

（4）有窒息的危险

与急性会厌炎有关。

（5）潜在并发症

会厌肿胀导致窒息、气管切开术后的并发症。

【护理措施】

（1）一般护理

患者需严格卧床休息，取半坐卧位或坐位。鼓励多饮水，进食高热量、易消化流质或半流质清淡食物，忌辛辣、硬、刺激性食物，防止脓肿破溃引起误吸。

（2）病情观察

密切观察患者的呼吸型态及生命体征变化，及时发现呼吸困难、吸气性软组织凹陷、喉喘鸣等喉阻塞症状，立即向医生汇报。必要时吸氧、监测血氧饱和度。

（3）口腔护理

可用多贝液漱口，既可减轻口腔异味，又可促进伤口愈合。

（4）治疗配合

①用药指导：按医嘱及时给予足量的抗生素和激素类药物。注意观察药物的疗效、过敏反应及不良反应。

②保持呼吸道通畅：及时吸痰，配合蒸气或雾化吸入，床旁备置气管切开包，严重呼吸困难患者做好气管切开术前准备。向患者讲解本病的特点及危害，使其理解并配合治疗护理措施，不随意离开病房。

③疼痛护理：向患者解释疼痛的原因及疾病过程，鼓励患者树立信心。疼痛剧烈时可遵医嘱使用镇静剂。不发音或少发音、轻咳嗽，以利声带休息。

（5）心理护理

由于起病急，表情变化快，咽痛剧烈，缺氧导致烦躁不安、面色苍白、出汗等患者常有焦虑和恐惧心理，要做好心理护理。

【健康教育】

(1) 平时应加强锻炼，增强机体抵抗力。

(2) 要保持口腔卫生，戒除烟酒，少吃辛辣刺激性食物。

(3) 告知患者及其家属本病具有一定的危害性，应予以重视，及时治疗会厌邻近器官的急性炎症，以防蔓延。一旦复发，及时就诊。

第二节　急性喉炎患者的护理

急性喉炎是指以声门区为主的喉黏膜急性卡他性炎症，又称急性声门下喉炎，是成人呼吸道常见急性感染性疾病之一，可单独发生，也可继发于急性鼻炎、急性咽炎或急性传染病，男性发病率较高，以声嘶、喉痛为主要症状。小儿急性喉炎有其特殊性，常累及声门下区黏膜和黏膜下组织，多在冬春季发病，发病率比成人低，但易发生呼吸困难，如不及时治疗，可并发喉梗阻而危及生命。本病多继发于感冒之后，受凉及疲劳致机体抵抗力下降为诱因。吸入粉尘和有害气体、发声不当或过度烟酒刺激、喉部外伤亦可诱发本病。

【临床表现】

(1) 症状

①发热：早期即可出现。儿童畏寒、发热症状较成人为重。

②声音嘶哑：是急性喉炎的主要症状。轻时音调变低，重者声音嘶哑或完全失声。

③喉痛：患者喉部及气管前有轻微疼痛，发声时喉痛加重，有喉部不适、干燥、异物感，不影响吞咽。

④咳嗽：起初为干咳无痰，后期有脓性分泌物，稠厚、不易咳出，黏附于声带表面而加重声音嘶哑。患儿炎症累及声门下区，呈“空、空”样咳嗽，夜间加剧，是患儿急性喉炎的重要特征之一。

⑤呼吸困难：小儿典型表现为夜间突然加重，出现犬吠样咳嗽、鼻翼扇动，吸气时喉喘鸣，并出现胸骨上窝、锁骨上窝、肋间隙及上腹部软组织吸气期凹陷等喉梗阻症状。严重者面色苍白、呼吸困难，甚至窒息死亡。

(2) 体征

①全身检查：面色苍白、心率增快、烦躁不安。口鼻周围发绀、鼻翼扇动、吸气性喘鸣音、吸气时出现“四凹征”。

②局部检查：一般咽部明显充血，间接喉镜下喉部黏膜弥漫性充血，以声门处为主，有时有渗出物和假膜。由于声带肿胀，游离缘变钝，发声时双侧声带不能闭紧。

【辅助检查】

喉镜检查可见喉黏膜充血肿胀，尤以声门下区为重，使声门下区变窄。黏膜表面有时附有黏稠性分泌物。因小儿不合作，通常不做喉镜检查。

【治疗原则】

(1) 解除喉阻塞，一旦确诊，应及早使用有效、足量的抗生素控制感染，配合较大剂量的糖皮质激素，常用泼尼松口服，地塞米松肌注或静脉滴注。

(2) 给氧、解痉和化痰治疗，保持呼吸道通畅。重度喉阻塞或经药物治疗后喉阻塞症状未缓解者，应及时行气管切开。

(3) 加强支持疗法，注意患儿的营养与电解质平衡，保护心肺功能，避免发生急性心功能不全。

【护理评估】

(1) 健康史

询问患者有无上呼吸道感染，有无邻近器官感染如咽炎、扁桃体炎等，有无过度发声、疲劳，有无烟酒嗜好，患者的职业及工作环境等。

(2) 身体状况

成人多表现为声音嘶哑、咳嗽，急性炎症可有发热。小儿急性喉炎患者可有典型喉阻塞症状，声音嘶哑，呈“空、空”样咳嗽；吸气性喉喘鸣和吸气性呼吸困难。

(3) 心理-社会状况

患儿起病急，病情凶险，家属多处于紧张和恐惧不安中。患儿就诊时因环境陌生，也存在明显的恐惧心理。也有部分家长误认为孩子只是普通感冒，对疾病的严重性缺乏了解。应注意评估患儿的心理状况及患儿家属对疾病的认知程度、文化层次、经济状况、家庭支持系统等，以便提供针对性的护理措施。

【护理诊断】

（1）语言沟通障碍

与喉部炎症引起的声音嘶哑或失音有关。

（2）有窒息的危险

与喉阻塞或喉痉挛有关。

（3）体温过高

与喉部黏膜感染引起炎症反应有关。

（4）潜在并发症

低氧血症。

（5）知识缺乏

家属缺乏识别小儿喉炎症状特点及预防知识。

【护理措施】

（1）建立静脉通道

给予足量的抗生素和激素，补充液体和营养，防止全身衰竭。

（2）严密观察病情变化

监测生命体征，发现异常及时通知医生进行处理。

（3）吸氧

保持呼吸道通畅。

（4）禁食禁水、防窒息

急性症状缓解后可给予营养丰富的流食。

（5）经常通风换气

保持室内空气新鲜，温度在18~20℃，湿度为60%。

（6）遵医嘱给予雾化吸入

稀释痰液，利于咳出。

（7）小儿要避免哭闹

防止加重病情。

（8）做好心理疏导

告知家长本病虽然发展迅速，但治疗及时，一般可治愈。

【健康教育】

（1）适当的体育锻炼，保持良好的作息时间，调整身体状态和良好心态，从而提高自身免疫力，避免感冒。

（2）避免过度用声和滥用嗓声。

（3）易清淡饮食，避免辛辣、刺激性食物或烟、酒，多食蔬菜、水果。

（4）保持室内空气流通、湿润。

（5）远离过敏源，避免过敏性食物。

（6）积极治疗上呼吸道感染和临近病灶如鼻窦炎、咽炎、气管炎。

第三节　声带小结和声带息肉患者的护理

声带小结和声带息肉均为喉部慢性非特异性炎症性疾病，是引起声音嘶哑的两种常见疾病。声带小结又称歌者小结，发生于儿童者又称喊叫小结，典型的声带小结为双侧声带前、中 1/3 交界处对称性小结样突起。声带息肉好发于声带游离缘前中段，为半透明、白色或淡红色表面光滑的肿物，单侧多见，也可双侧同时发生。

【临床表现】

早期声带小结，主要症状是发声易疲倦和间歇性声嘶，声嘶每当发高音时出现，病情发展时声嘶加重。由间歇性变为持续性，发出较低音调时也会出现。

声带息肉的主要症状也是声嘶，它是因声带息肉的大小、形态、部位的不同，音质发生变化、嘶哑的程度也不同，轻者为间歇性发声易疲惫，音色粗糙，发高音困难，重者严重沙哑甚至完全失声。

【辅助检查】

间接喉镜检查最为常用。见双侧声带前中 1/3 交界处有对称性结节状隆起，多为声带小结。见一侧声带前中段有半透明、白色或粉红色的肿物，表面光滑，多为声带息肉。息肉可带蒂，也可广基，带蒂的息肉可随呼吸气流上下移动。

【治疗原则】

（1）早期声带小结可通过禁声，使声带充分休息，小结可自行消失。进行一段时间（约 3 个月）的发声训练，改变错误的发音习惯，也可成功治疗声带小结。儿童声带小结可在青春期自然消失。对不可逆又较大，且声嘶症状明显的小结可考虑在全麻下经支撑喉镜行喉显微手术切除。

（2）声带息肉的主要治疗方法是手术。手术方法包括在表面麻醉下经纤维喉镜或电子喉镜下切除或在全麻下经支撑喉镜行喉显微手术切除。术后应根据病情轻重情况声带休息 2~4 周。

【护理评估】

（1）健康史

评估患者声音嘶哑的严重程度、发生和持续的时间，有无明显诱因如用声不当或长期吸烟史，有无上呼吸道感染史。

（2）身体状况

主要表现为声音嘶哑。声带小结早期症状轻，仅表现为发声疲倦和间歇性声嘶，后逐渐加重，表现为持续性声嘶。声带息肉患者因息肉大小、形态和部位不同，其音质和声音嘶哑程度也不同，轻者为间歇性声嘶，发高音困难，音色粗糙，重者严重沙哑。巨大息肉位于两侧声带之间者，可完全失声，并可引起喘鸣和呼吸困难。

（3）心理–社会状况

患者因持续声嘶影响工作或形象而就诊，但对本病发生的原因、如何保护声带、促进声带康复缺乏了解。应注意评估患者的文化层次、职业、生活习惯等，以便提供针对性的护理措施。

【护理诊断】

（1）有窒息的危险

与手术后声带过度充血肿胀有关。

（2）知识缺乏

缺乏有关手术的配合知识和自我保健知识和信息。

【护理措施】

(1) 术前护理

①向患者解释手术的目的、基本过程、术中可能出现的不适以及如何与医生配合。

②全麻患者按全麻术前护理常规。

(2) 术后护理

①病情观察：观察患者呼吸情况，如有不适及时与医生联系。嘱患者轻轻将口中分泌物吐出，观察其性状。术后避免剧烈咳嗽。

②饮食护理：表面麻醉患者术后 2 小时可进温、凉流食或软食 3 天。

③促进声带创面愈合：术后休声 2~4 周，使声带充分休息，减轻声带充血水肿。

【健康教育】

(1) 告诉患者注意保护嗓音，注意正确的发音方法，避免长时间用嗓或高声喊叫，防止术后复发。

(2) 戒烟酒，忌辛辣刺激性食物。

(3) 预防上呼吸道感染，感冒期间尽量少说话，使声带休息，同时积极治疗。

第四节　喉阻塞患者的护理

喉阻塞又称喉梗阻，为耳鼻喉科常见急症之一，是因喉部或其周围邻近组织病变的影响，使喉部通道发生狭窄、不完全或完全性阻塞，引起程度不同的呼吸困难。若不紧急处理，可引起窒息死亡。由于幼儿喉腔较小，黏膜下组织疏松，神经系统不稳定，如发生喉阻塞的机会较成人多。喉阻塞不是单独的疾病，而是由各种不同病因引起的临床症状。

【临床表现】

(1) 症状

①吸气性呼吸困难：是喉阻塞的重要症状和体征。表现为吸气运动加强，时间延长，吸气深而慢。发生原因：声门处最狭窄，声带边缘略向上倾斜，正常情况下，吸气时气流将声带斜面向下、向内推压，但同时伴有声带外展运动，声门裂变大，呼吸通畅。当喉部病变时，声带黏

膜充血肿胀，吸气时声带边缘被向下、向内推移，使原本已变窄的声门变得更狭窄，吸气更困难。

②吸气期喉喘鸣：吸气时气流通过狭窄的声门裂，形成气流漩涡冲击声带，随着声带震动而发生的尖锐鸣声，称为喉喘鸣音。

③吸气期软组织凹陷：吸气时胸腔内负压加大，胸廓周围软组织出现凹陷，如胸骨上窝，锁骨上下窝，剑突下或上腹部软组织凹陷，出现“四凹征”。

④声音嘶哑：如病变主要侵犯声带及其邻近区域，声音嘶哑常为首发症状。

⑤缺氧表现：口唇发绀、面色苍白、肢端湿冷、出汗、烦躁不安、心律失常、脉快无力、呼吸浅快，甚至窒息、心力衰竭而死亡。

（2）体征

根据病情轻重，可将喉梗阻可分为以下四度。

Ⅰ度：安静时无呼吸困难表现。在活动或哭闹时有轻度吸气性呼吸困难，吸气期喉喘鸣和胸廓周围软组织凹陷。

Ⅱ度：在安静时也有轻度呼吸困难。活动时吸气期喉喘鸣和胸廓周围软组织凹陷加重，不影响睡眠和饮食，无烦躁不安等缺氧症状。

Ⅲ度：吸气性呼吸困难明显。吸气期喉喘鸣、胸廓周围软组织凹陷明显，并因缺氧影响睡眠和饮食，出现烦躁不安、脉快等症状。

Ⅳ度：呼吸极度困难。由于缺氧和二氧化碳潴留，出现发绀，面色苍白，出冷汗，坐卧不安，手足乱动，心律失常，血压下降，脉搏细弱，定向力丧失，大小便失禁等严重缺氧症状。如不及时抢救，可因窒息导致呼吸、心跳停止而死亡。

【辅助检查】

主要有影像学和内镜检查，必要时做血气分析。

【治疗原则】

根据不同的病因以及呼吸困难的程度确定治疗方案。对于急性喉阻塞患者，应迅速解除呼吸困难，以免造成窒息或心力衰竭。

（1）Ⅰ度

明确病因，积极进行病因治疗。

（2）Ⅱ度

对症治疗，同时积极进行病因治疗。①因炎症引起者，使用足量抗生素和糖皮质激素，以控制炎症，大多可避免气管切开；②若为异物所致，应尽快取出；③如为肿瘤、外伤以及声带瘫痪等一时不能去除病因者，应考虑行气管切开术。

（3）Ⅲ度

严密观察呼吸变化的同时，做好气管切开的准备，对症治疗及病因治疗同时进行。①短期内呼吸困难有可能缓解者，可先行病因治疗，并做好气管切开的准备，严密观察，如症状无好转，则行气管切开术；②若短期内呼吸困难无法缓解者，如肿瘤等，则应立即行气管切开术。

（4）Ⅳ度

立即行气管切开术。若病情十分危急，可先行环甲膜切开术或先行气管插管，再行气管切开术，待病情缓解后，再行病因治疗。

【护理评估】

（1）健康史

询问患者近期健康状况，有无上呼吸道感染病史，有无喉部外伤、吸入异物、喉部肿瘤史，有无药物过敏、接触变应原史，有无甲状腺手术史、气管插管史等。

（2）身体状况

吸气性呼吸困难是喉阻塞的主要症状。表现为吸气运动加强，时间延长，吸气深而慢。患者吸气时伴随吸气性喉喘鸣，吸气性软组织凹陷。疾病累及声带出现声嘶。重者可因缺氧和二氧化碳潴留，出现心、肺、脑、肾等重要脏器功能衰竭的表现。

（3）心理-社会状况

喉阻塞患者常急诊就医，患者和家属都会因患者呼吸困难威胁生命而感到非常恐惧，希望立即解决呼吸困难，但对气管切开手术缺乏认识。尤其是小儿、青少年和青年女性，因考虑到今后生长发育或美观而拒绝气管切开，容易造成延误医疗时机，使病情加重，患者窒息的危险性增加。因此要注意评估患者的年龄、性别、情绪状态、对本病的认识程度等，还要评估家属的心理状况，以提供全面有效的护理措施。

【护理诊断】

（1）有窒息的危险

与喉阻塞或手术后套管阻塞或脱管有关。

（2）语言沟通障碍

与声音嘶哑和喉部疾病有关。

（3）低效性呼吸型态

与吸气性呼吸困难有关。

（4）潜在并发症

低氧血症、术后皮下气肿、出血、感染、气胸等。

（5）知识缺乏

缺乏气管切开术后自我护理和喉阻塞预防知识。

【护理措施】

（1）保持呼吸道通畅，预防缺氧、窒息等并发症

①及时根据医嘱用药，并注意观察患者用药后的效果。如为异物、喉部肿瘤、喉外伤或双侧声带瘫痪引起，及时做好术前准备，以便随时手术。必要时予雾化吸入，低流量吸氧。

②病情观察：对Ⅰ度和Ⅱ度喉阻塞患者应密切观察病情变化和喉阻塞程度，如病情加重及时通知医生。对Ⅲ度和Ⅳ度喉阻塞患者应密切观察呼吸、脉搏、血氧饱和度、血压、神志、面色、口唇颜色等变化，并立即报告医生。

③备齐急救物品：对Ⅱ度和Ⅲ度喉阻塞患者，在行气管切开术前应准备气管切开包、适宜型号的气管套管、床旁插灯和吸引器等，放于患者床旁。

④需行气管切开术的患者，相关护理措施见本章第八节“气管切开术患者的护理”。

⑤给患者创造安静的休息环境，室内保持适宜的温度和湿度。协助取半卧位，卧床休息，减少耗氧量。尽量减少患者活动量和活动范围，以免加重呼吸困难或发生意外。小儿患者尽量减少任何外界刺激，避免因哭闹而加重呼吸困难。

（2）心理护理

向患者解释呼吸困难产生的原因、治疗方法和疗效，使患者尽量放松，减轻恐惧心理，帮助患者树立信心，避免不良刺激，以免进一步加重呼吸困难和缺氧症状。对喉阻塞较严重的患者，护士应守护在患者床边，随时观察病情变化，做好安慰和解释工作，减轻患者紧张和恐惧。

【健康教育】

（1）对住院期间未能拔管而需带管出院的患者，应教会患者或家属：①消毒内套管、更换气管垫的方法；②湿化气道和增加空气湿度的方法；③洗澡时防止水流入气管，不得进行水上运动；④外出时注意遮盖套管口，防止异物吸入；⑤定期门诊随访；⑥如发生气管外套管脱出或再次呼吸不畅，应立即到医院就诊。

（2）喉阻塞由多种原因引起，如炎症、异物吸入、药物过敏等，而且后果严重。因此，应通过各种途径向公众大力宣传喉阻塞的原因和后果以及如何预防喉阻塞，包括增强免疫力，防止上呼吸道感染；养成良好的进食习惯，吃饭时不大声谈笑；家长应注意不要给小儿吃豆类、花生、瓜子等食物，防止异物吸入；有药物过敏史者应避免与过敏原接触；喉外伤患者应及早到医院诊治等。

第五节 喉乳头瘤患者的护理

喉乳头瘤是喉部最常见的良性肿瘤，喉乳头瘤的性别差异不大，可发生于任何年龄，甚至新生儿，以10岁以下儿童多见。儿童的乳头瘤较成人生长快，常为复发性，且易复发，且随着年龄的增长有自限趋势。成人乳头瘤有恶变倾向。

【临床表现】

本病发展缓慢，常见症状为声嘶或失声。肿瘤大者，可引起咳嗽、喘鸣及呼吸困难。长期持续性呼吸困难者，可发生漏斗胸及代偿性红细胞增多。喉镜检查，见肿瘤呈苍白、淡红或暗红色，视血管的多寡及有无继发感染而定。表面常呈桑椹状或仅粗糙不平如绒毛而无乳头可见。带蒂者常随呼吸气流上下活动，安静呼吸时可隐入声门下腔不易发现，发声时则翻于声带上清楚可见。

【辅助检查】

间接喉镜和纤维喉镜下可见肿瘤呈苍白、淡红或暗红色，表面不平，呈乳头状增生，成人者以单个带蒂多见，儿童患者的基底较广，主要位于声带，可向上波及室带、会厌，向下蔓延至声门下、气管内。

【治疗原则】

支撑喉镜下应用 CO_2 激光切除是最有效的治疗手段，儿童易复发，需多次手术。并发喉梗阻者，应行气管切开术。

【护理评估】

（1）健康史

评估患者声嘶、咳嗽、呼吸困难的发生和持续时间，有无明显诱因如上呼吸道感染史。儿童患者需评估营养发育状况、是否为复发、手术史等。

（2）身体状况

成人型者病程进展缓慢，常见症状为进行性声嘶，亦可出现干咳，肿瘤大者出现失声、喉鸣及呼吸困难。儿童患者常为多发性肿瘤、生长快，症状明显，声嘶进行性加重，易发生喉阻塞。

（3）心理-社会状况

儿童患者反复发作，多次手术，频繁者甚至一个月就进行一次手术，严重影响患儿的生长发育，也给家庭带来沉重的负担，家属十分焦虑。成人患者则较多担心疾病是否会恶变。护士应注意评估患者的年龄、性别、心理状况及患儿家属对疾病的认知程度、文化层次、经济状况、家庭支持系统等，以便提供针对性的护理措施。

【护理诊断】

（1）有窒息的危险

与喉阻塞有关。

（2）潜在并发症

低氧血症。

（3）知识缺乏

缺乏识别喉乳头瘤的症状特点、治疗及预防知识。

【护理措施】

（1）严密观察病情变化，嘱患者少说话，不可大声喊叫，以免加重声嘶。如有呼吸困难，应给予氧气吸入，备好气管切开包及其他抢救用品，必要时紧急行气管切开术。行气管切开后，一般在短期内不能拔管，必须向患者及家属反复强调说明，使其积极配合治疗。小儿患者需要耐心安抚，减少哭闹，以免加重呼吸困难和缺氧。

（2）加强心理护理，术前向患者及其家属详细讲解手术过程，使其有正确认识，消除紧张恐惧心理，稳定情绪，安心接受手术。对小儿患者应向其家属说明此为良性肿瘤，虽然易复发，需做多次手术，但是到青春期后有自行消退的可能，鼓励其树立战胜疾病的信心。

【健康教育】

（1）预防上呼吸道病毒感染，禁烟、禁酒。

（2）成人患者复发时应警惕癌变，需定期随访。

（3）小儿患者由于反复手术，疾病消耗，常有营养不良，注意加强营养，增强手术耐受力。

第六节　喉癌患者的护理

喉癌是耳鼻喉科常见的恶性肿瘤，仅次于鼻咽癌和鼻腔、鼻窦癌，居第三位，发病率高，近年来喉癌发病有明显增长的趋势。我国部分省市的发病率为（1.5~3.4）/10万人，高发地区是东北和华北地区。喉癌的高发年龄为40~60岁，男性较女性多见，男女发病率之比为（7~10）:1。

【临床表现】

（1）症状

①声音嘶哑：是喉癌的主要症状，一般为进行性加重，是声门型喉癌的最早期信号。而声门上型和声门下型声音嘶哑则为晚期症状。

②咽喉感觉异常、疼痛：声门上型喉癌的早期出现异物感、紧迫感或吞咽不适感，在癌肿破溃后，则有咽喉部疼痛，有时放射到同侧耳内，为较晚期出现的症状。

③咳嗽和咯血：随着肿瘤生长有声音嘶哑、咯血等症状出现。晚期癌肿侵蚀血管后，则痰中带血。

④呼吸困难：是较晚期的症状。肿瘤可阻塞气道，造成气管分泌物排出不畅，引起呼吸道感染、喘鸣和呼吸困难。

⑤颈部转移性肿块和颈淋巴结转移：声门上区淋巴丰富，癌肿易于转移，多见于颈总动脉分叉处颈深淋巴结上群形成颈转移灶。声门区淋巴管较少，不易发生颈淋巴结的转移。声门下型喉癌可发生颈部淋巴结的转移，转移部位多见于气管前或气管旁淋巴结。

（2）体征

①间接喉镜：喉癌的形态有乳头状、结节状、菜花状、溃疡或包块状，可侵犯喉的邻近组织。

②颈部检查：可触及颈部肿块。在下颌角上方的肿块多是声门上区病变，颈部肿物以淋巴转移多见。

【辅助检查】

（1）喉镜检查

喉部可见有各种形态的新生物，检查时需注意肿瘤侵及的范围，有无声带运动受限或固定等。间接喉镜检查如果疑为肿瘤，可在光导纤维喉镜下取活体组织送病理检查。

（2）触诊

有无颈部淋巴结的增大，喉体是否增大等。

（3）影像学检查

X线检查，包括侧位平片，喉造影检查等，可了解声门下区及气管上端有无浸润。MRI或CT扫描，了解病变范围及颈部淋巴转移情况，确定手术范围。

【治疗原则】

喉癌的治疗方式主要包括手术、放疗、化疗和免疫治疗等。根据病变的部位、范围、扩散情况和全身情况，选择合适的治疗方案或综合治疗。

（1）手术治疗

目前是治疗喉癌的主要手段。原则是在彻底切除癌肿的前提下，尽可能保留或重建喉功能，以提高患者的生存质量。手术方式主要分为喉部分切除术及喉全切除术。喉部分切除术包括喉显微CO_2激光手术、喉裂开术、垂直部分喉切除术、水平部分喉切除术、喉次全切除或近全切除术等，主要适用于较早期的喉癌；喉全切除术适用于不适宜行喉部分切除术的T_3、T_4喉癌、原发声门下癌、喉部分切除术后或放疗后复发的患者等。

（2）放射治疗

适应证：小而表浅的单侧或双侧声带癌，声带运动正常；病变小于1cm的声门上癌；全身情况差，不宜手术者；病变范围广，术前先行放疗，术后补充放疗者。术前放疗，通常在4周内照射放疗总量的3/4，放疗结束后2~4周内行手术切除。术后放疗通常在手术切口愈合后进行。放疗的剂量和疗程根据具体情况而定。

【护理评估】

（1）健康史

询问患者发病前的健康状况，有无长期慢性喉炎或其他喉部疾病如喉白斑、喉角化症、喉乳头瘤等，了解患者发病的危险因素，如有无长期吸烟、饮酒、接触工业废气、肿瘤家族史等。

（2）身体状况

根据肿瘤发生的部位，喉癌大致可分为以下四种类型，各型临床表现不一。

①声门上癌：约占30%，在我国东北地区多见。肿瘤大多原发于会厌喉面根部，早期无特异症状，仅有咽部不适、痒感或异物感等不易引起患者注意。声门上型癌分化差、发展快，早期易出现颈淋巴结转移。癌肿向深层浸润或出现较深溃疡时，可有喉咽痛，并可放射到同侧耳部。

若侵犯到梨状窝，可影响吞咽。当癌肿表面溃烂时，有咳嗽和痰中带血，并有臭味。呼吸困难、咽下困难、咳嗽、痰中带血等常为声门上癌的晚期症状。

②声门癌：最为多见，约占60%，一般分化较好，转移较少。早期症状为声音改变，初起为发音易疲倦或声嘶，时轻时重，随着肿瘤增大，声嘶逐渐加重，或出现发声粗哑，甚至失声。呼吸困难是声门癌的另一常见症状，常因声带运动受限或固定，或肿瘤组织阻塞声门所致。

③声门下癌：即位于声带平面以下，环状软骨下缘以上部位的癌肿，最少见。因位置隐蔽，早期无明显症状，检查不易发现。当肿瘤发展到相当程度时，可出现咳嗽、痰中带血、声嘶和呼吸困难等。

④跨声门癌：是指原发于喉室，跨越两个解剖区即声门上区及声门区的癌肿。癌组织在黏膜下广泛浸润扩展，以广泛浸润声门旁间隙为特征。由于肿瘤位置深且隐蔽，早期症状不明显，出现声嘶时，常已有声带固定，而喉镜检查仍未能窥见肿瘤。随着肿瘤向声门旁间隙扩展，浸润和破坏甲状软骨时可引起咽喉痛。

（3）心理-社会状况

喉癌的确诊会给患者和家属带来极大的精神打击，喉癌的手术治疗又将会使患者丧失发音功能以及颈部遗留永久性造口，给患者的心理和形象上造成双重恶性刺激，患者和家庭成员都需要重新适应，如果适应不良，患者易产生恐惧、抑郁、悲观、社会退缩等心理社会障碍，家庭则易产生应对能力失调等障碍。

应了解患者的年龄、性别、文化层次、职业、社会职位、压力应对方式、对疾病的认知程度、经济收入、医疗费支付方式、家庭功能等。年龄越轻，社会地位和文化层次越高的患者对术后失音和形象改变可能越难以接受，因此，应根据患者的具体情况评估患者的心理状况，以便协助患者选择有效的、能够接受的治疗方案，同时有利于术后心理问题的疏导。

【护理诊断】

（1）焦虑

与被诊断为癌症和缺乏治疗、预后的知识有关。

（2）有窒息的危险

与术前癌肿过大、术后造瘘口直接暴露于环境中有关。

（3）急性疼痛

与手术引起局部组织机械性损伤有关。

（4）语言沟通障碍

与喉切除有关。

（5）有感染的危险

与皮肤完整性受损，切口经常被痰液污染，机体抵抗力下降有关。

（6）潜在并发症

出血、肺部感染、咽瘘、乳糜漏等。

（7）有营养失调的危险：低于机体需要量

与术后营养摄入途径、种类改变有关。

（8）自理能力缺陷

与术后疼痛、身体虚弱、各种引流管和导管限制活动有关。

（9）自我形象紊乱

与术后对喉部结构和功能的丧失不能适应有关。

（10）知识缺乏

缺乏出院后自我护理知识和技能。

【护理措施】

（1）术前护理

①心理护理：评估患者的焦虑程度，倾听其主诉，对患者的心情和感受表示理解和认同，安慰患者，鼓励其面对现实，积极配合治疗。鼓励家属多陪伴患者，给予情感支持。告知患者疾病的相关知识，治疗方法和预后的信息，以及术后如何保证生活质量的信息，如有哪些可替代的交流方法，在什么情况下可恢复工作等，帮助患者树立战胜疾病的信心。

②术前指导：教会患者所有全麻术前的准备工作，使患者能够对自己的情况进行控制，做好充分的术前准备，配合手术顺利进行。做好口腔的清洁和准备工作。教会患者放松技巧，如肌肉放松、缓慢的深呼吸等。

③预防窒息：注意观察呼吸情况；避免剧烈运动；防止上呼吸道感染；限制活动范围；必要时床旁备气管切开包。

④患者术前应学会表达各种需求的手势，备好纸笔或画片。护理人员认真耐心观察患者的手势，领会患者表达的意思。

⑤术前 8~12 小时禁食。选好合适胃管，备气管套管或者全喉切除套管。

（2）术后护理

①病情观察：密切观察血压、脉搏、呼吸及体温的变化。注意伤口有无渗液及渗血，预防吻合口瘘。严格交接班交代注意事项。若条件允许，设专人护理。

②体位的护理：术后按全麻护理，麻醉清醒血压平稳后改半卧位，行喉成形术者需平卧，头前侧卧，以减轻吻合口张力。鼓励患者早期下床活动，适当变换体位，翻身后轻轻叩背，防止管内痰液聚积，形成淤积性肺炎和肺不张。

③疼痛的护理：评估疼痛的部位、程度，告知疼痛的原因和可能持续的时间；必要时按医嘱使用镇痛药或镇痛泵；抬高床头 30°~45°，减轻颈部切口张力；教会患者起床时保护颈部的方法；避免剧烈咳嗽加剧切口疼痛。

④语言交流障碍护理：评估患者读写能力，术前教会患者简单的手语，以便术后与医护人员沟通，表达个体需要；术后也可使用写字板、笔或纸，对于不能读写的患者可用图片。鼓励患者与医护人员交流，交流时给予患者足够的时间，表示耐心和理解；告知患者术后一段时期后便可以学习其他发音方式如食管发音、电子喉等。

⑤防止呼吸道阻塞：一向患者讲解新的呼吸方式，气体不从鼻进出而从颈部气管造口进出，不可遮盖或堵塞颈部造口；观察患者呼吸的节律和频率，监测血氧饱和度；定时湿化吸痰，防止痰液阻塞气道；室内湿度保持在 55%~65%左右，防止气道干燥结痂；鼓励患者深呼吸和咳嗽，排出气道分泌物，保持呼吸道通畅，防止肺部感染。

⑥防止切口出血：注意观察患者的血压、心率变化；切口加压包扎；吸痰动作轻柔；仔细观察出血量，包括敷料渗透情况、痰液性状、口鼻有无血性分泌物、负压引流量及颜色；如有大量出血，应立即让患者平卧，用吸引器吸出血液，防止误吸，同时建立静脉通路，尽快通知医生，根据医嘱使用止血药或重新手术止血，必要时准备输血。

⑦预防感染和咽瘘：注意观察体温变化；换药或吸痰时注意无菌操作；每天消毒气管套管；气管纱布垫潮湿或受污染后应及时更换；负压引流管保持通畅有效，防止无效腔形成；做好口腔护理；一周内不做吞咽动作，嘱患者有口水及时吐出；根据医嘱全身使用抗生素；增加营养摄入，提高自身免疫力。

⑧饮食的护理：嘱患者术后一周内不可做吞咽动作，严禁由口进食、

饮水，以促进切口愈合；术后鼻饲，根据术式决定鼻饲管留置时间。注意鼻饲管固定，防止脱出。保持鼻饲管通畅，防止堵塞。直到创口愈合、进食无误吸后，可拔除鼻饲管；患者需要一定时间的吞咽动作训练才能正常进食而不发生误咽。

⑨防止营养摄入不足：保证鼻饲量，鼓励少量多餐；注意鼻饲饮食中各种营养的供给，包括热量、蛋白质、维生素、纤维素等；患者鼻饲饮食发生不适时，如腹胀、腹泻、呃逆等，及时处理；做好鼻饲管护理，防止堵塞、脱出。

⑩帮助患者适应自己的形象改变：鼓励患者倾诉自己的感受；避免流露出嫌弃、厌恶或不耐烦；鼓励患者照镜子观察自己的造口；调动家庭支持系统帮助患者接受形象改变，主动参与社会交往。还可教会患者制作围巾、镂空饰品等遮盖造瘘口，保持自我形象整洁。

⑪自理缺陷的护理：术后一段时间患者自理缺陷，应做好各项基础护理，保持患者身体清洁舒适，满足其基本需要。以后根据患者病情和切口愈合情况，协助其逐渐增加活动量，恢复自理能力。

⑫定期门诊复查：尤其关注颈部及局部有无肿胀和肿物，如有异常，及时就诊。

（3）放射治疗患者的护理

放疗患者的护理要点主要包括：告知患者放疗可能出现的副作用如皮肤损害、黏膜损害等及应对方法，放疗后局部皮肤可能有发黑、红肿、糜烂，注意用温水轻轻清洁，不要用肥皂、沐浴露等擦拭皮肤，然后涂以抗生素油膏；鼓励患者树立信心，克服反应，坚持完成疗程；注意观察患者呼吸，因放疗会引起喉部黏膜充血肿胀，使气道变窄，如患者出现呼吸困难，可先行气管切开，再行放疗。

（4）发音康复

喉全切除术后，有3种不同的方法可以帮助患者重建发音功能。①食管发音是最为经济、简便的方法，其基本原理是：经过训练后，患者把吞咽进入食管的空气从食管冲出，产生声音，再经咽腔和口腔动作调节，构成语言。其缺点是发音断续，不能讲长句子。②电子喉发音也是喉全切除患者常用的交流方式。具体方法是讲话时将其置于患者颏部或颈部，利用音频振荡器产生声音，即可发出声音，但声音欠自然。③食管气管造瘘术是通过外科手术在气管后壁与食管前壁之间造瘘，插入发音钮（单向阀），发音机制为当患者吸气后，堵住气管造口，使呼出的气体通过单向阀进入食管上端和下咽部，产生振动而发音，患者配合口腔、舌、牙齿、嘴唇的动作形成语言。常用的发音钮包括 Blom-Singer 发音假体、Provox 发音钮等。

【健康教育】

出院前需对患者或家属进行以下内容的指导：①清洗、消毒和更换气管内套管或全喉套管的方法。②外出或沐浴时保护造瘘口，外出时可用有系带的清洁纱布垫系在颈部，遮住气管造口入口，防止异物吸入。盆浴时水不可超过气管套管，淋浴时注意勿使水流入气管套管。③清洁、消毒造瘘口：每天观察造瘘口是否有痰液或痰痂附着，可用湿润棉签清洁，必要时用酒精棉球消毒造瘘口周围皮肤。④根据患者具体情况向气道内滴入湿化液，以稀释痰液，防止痰液干燥结痂；多饮水；室内干燥时注意对室内空气进行加湿。如果气道内有痂皮形成，应去医院，切勿自行清理，以免坠入气管内。⑤不到人群密集处，防止上呼吸道感染。可适当锻炼身体，增强抵抗力，但不可进行水上运动。⑥学会自我检查颈部淋巴结。⑦进行恢复头颈、肩功能的锻炼。⑧定期随访，1 个月内每 2 周 1 次，3 个月内每月 1 次，1 年内每 3 个月 1 次，1 年后每半年 1 次。⑨如发现造瘘口出血、呼吸困难、造瘘口有新生物或颈部扪及肿块，应及时就诊。⑩向患者提供有关发音康复训练、参与社会活动组织如喉癌俱乐部等的建议与信息。

第七节 喉气管狭窄患者的护理

喉气管狭窄一般为后天性，是因多种原因损害喉气管后未得到及时或正确的早期处理而导致的后遗症。瘢痕性喉气管狭窄是由气管的损伤、黏膜溃疡、坏死，气管软骨和软骨膜炎性浸润或缺损，逐渐形成蹼状、条状瘢痕所致。非瘢痕性喉气管狭窄可见于因喉返神经病变或环杓关节炎造成的声带固定，以及受压的气管软骨软化或吸收。气管狭窄可影响呼吸功能，患者往往需长期佩戴气管套管呼吸，不能正常说话，丧失劳动力，给患者身心带来极大的痛苦。

【临床表现】

（1）呼吸困难

根据狭窄的程度不同、呼吸困难症状轻重不等，平时轻活动时加重。由于喉狭窄的形成是一个缓慢的过程，患者对呼吸困难可逐渐适应。因此，在轻度呼吸困难时患者常不感到憋气，直到呼吸困难严重时患者才有憋气感觉。在上呼吸道感染时，呼吸困难加重，甚至可出现窒息，有些患者在喉狭窄发生前就已做气管切开，主要表现为堵管后呼吸困难而不能拔除气管套管。

（2）喘鸣

呼吸时，特别是吸气时，气流通过狭窄的喉腔可出现喘鸣，睡眠时喘鸣加重。如患者已做气管切开，虽不出现喘鸣，但常有刺激性咳嗽。

（3）声嘶或失音

声门区的狭窄，瘢痕粘连的前蹼或后部蹼影响发音比较明显，表现为声嘶、声弱或失音。声门上、下区狭窄伴有声带麻痹时，也有声嘶，并可出现呛咳。声门下区及气管的严重狭窄或闭锁时，由于气道不通而不能发音。狭窄切除后，如声带运动正常发育可恢复。

（4）其他

如咳痰困难，分泌物积存可引起阵发性咳嗽，甚至进食呛咳等。

【辅助检查】

（1）颈部检查

视诊与扪诊常发现外伤或感染的瘢痕，软骨的缺损或变形。由于气管切开术引起的狭窄，多可发现气管切口位置过高等。

（2）喉镜或气管镜检查

间接或直接喉镜检查可见狭窄的喉腔呈裂缝或不规则的孔隙，狭窄区有束带状、皱襞状或膜状的瘢痕组织，或盖住声门，或在前连合形成蹼状粘连，也可位于声门以下。用小号支气管镜或导光纤维窥镜经声门或气管切口的瘘口进入，有助于了解声门下区及气管狭窄情况。

（3）影像检查

应做常规的喉气管正侧位X线摄片及体层摄片，必要时行CT和MRI检查。经口咽部或气管切口注入造影剂，做喉气管造影，以查明腔径狭窄的范围与程度、软骨缺损及气道变形的情况。

【治疗原则】

（1）药物治疗

糖皮质激素、硫酸锌等可降低瘢痕的生长和硬度。

（2）物理疗法

内镜下冷冻，激光除去瘢痕，治疗后易长出新的瘢痕，故单独使用的少。

（3）扩张疗法

成人已很少应用，只用于小儿轻度喉气管瘢痕狭窄。

（4）手术治疗

适用于中度以上的狭窄者，常采用的手术治疗有：喉气管整复术、喉气管腔再造术、横行切除断端吻合术、喉气管腔扩大术。

【护理评估】

（1）健康史

患者的年龄、性别、职业、婚姻状况、营养状况等，尤其注意与现患疾病相关的病史和药物应用情况及过敏史、手术史、家族史、遗传病史和女性患者生育史等。

（2）身体状况

有无呼吸困难、喉鸣、咳嗽伴黏稠痰、进食咳呛等症状，严重者可出现明显的全身症状，如烦躁不安、呼吸与心搏加快、口唇与指尖发绀等，主要为心、肺、脑等重要脏器缺氧所致。

（3）心理-社会状况

由于瘢痕性喉气管狭窄一般为后天发生的，系于多种原因损害喉气管后未得到及时、正确处理而造成的后遗症的患者易产生恐惧、抑郁、悲观等心理，护士应了解患者的年龄、性别、文化层次及社会背景，以及对疾病的认知程度，做好患者的心理评估。

【护理诊断】

（1）恐惧、抑郁

与不能正常自理，丧失劳动力，担心预后有关。

（2）语言沟通障碍

由于气道不通不能正常发声。

（3）呼吸困难

与气道狭窄影响呼吸功能有关。

（4）有窒息的危险

与咳痰困难、分泌物积存有关。

（5）疼痛

与手术切口有关。

（6）潜在并发症

呼吸困难。

（7）有营养失衡的危险

与进食困难有关。

（8）自我形象紊乱

与长期带管呼吸有关。

（9）自理能力缺陷

与不能正常自理，丧失劳动力有关。

【护理措施】

（1）术前护理

1）全面评估患者：包括健康史及其相关因素、身体状况、生命体征以及神志、精神状态、行动能力等。血、尿、粪便常规检查，心电图、X 线胸片、喉镜片磁共振及 CT 片。

2）心理护理：部分患者因失声，不能表达其主观意愿及内心活动，应与其交流，取得信任及配合，术前让患者有良好的心理准备。

3）饮食护理：术前 1 天晚进食清淡饮食，术晨 0:00 禁食、禁水。

4）协助患者做好术前相关检查工作：如影像学检查、心电图检查、X 线胸片，血、尿、粪便检查等。

5）做好术前护理：备口周皮肤、颈部皮肤。

6）口腔护理：保证口腔的清洁是预防感染的基础，术前 1 天开始用 1:5000 呋喃西林漱口。

（2）术后护理

1）遵医嘱给予持续床旁心电监测，观察生命体征变化，尤其是血压及血氧饱和度，如 SPO_2 持续低于 90%，应调高氧流量，并报告医生，配合采取相应处理。

2）气管切开护理：气管切开后，保持呼吸道湿润通畅。

①增加雾化吸入次数。

②呼吸道湿化，避免堵塞气管套管。

③保持呼吸道通畅，随时吸痰，动作轻柔，防止出血或脱管。按时煮沸、清洗气管套管。

④气管套管口处覆盖双层湿纱布，起湿化及防止异物进入。

⑤气管套管固定带松紧度适宜。

⑥保持室内空气的温度和相对湿度，减少家属的陪伴。

⑦注意呼吸情况，狭窄位于喉部时，气管切开后，呼吸困难于堵管时才呈现。

3）饮食护理：部分患者出现进食时呛咳，对其进行饮食训练，必要时给予鼻饲饮食，进餐前与进餐后均要用水冲管，防止堵塞，观察胃管的刻度，防止脱出。

（3）心理护理

根据患者的生活环境、个性及不同手术类型，给予心理疏导和安慰，以增强战胜疾病的信心。术后患者不能说话，要多巡视患者，注意患者情绪，可以用书写与其交流，多鼓励患者。

【健康教育】

（1）可进食清淡、易消化饮食，高热量、高维生素、高蛋白质食物，切勿暴饮暴食，戒烟酒，避免辛辣、刺激性食物。

（2）加强体育锻炼，增强体质，避免上呼吸道感染。

（3）3个月内勿剧烈运动或过度兴奋大笑，防治伤口出血。

（4）定期门诊复查，有伤口出血、呼吸困难等情况随时就诊，随诊5年。

（5）带气管套管出院的自我护理方法：气管套管清洗消毒的方法是随气管套管的弯度向外拔出内套管，清洗干净，放入锅内开水煮沸30分钟，待套管冷却后再放入；按时煮沸、清洗气管套管。更换气管切口处纱布，气管内点药，以利稀释软化痰液，使呼吸道分泌物易于咳出，预防肺部感染。洗头或洗澡时要防止污水流入造口内。套管口覆盖双层湿纱布。

（6）生活规律，保持乐观情绪，避免情绪激动。

（7）保持室内温度、相对湿度适宜。

（8）喉气管狭窄患者病程较长，患者出院后的家庭护理至关重要。向其家属讲清套管的清洗及煮沸消毒的方法；T形管的护理方法。

第八节　气管切开术患者的护理

气管切开术是一种切开颈段气管前壁并插入气管套管，使患者直接经套管呼吸和排痰的急救手术。颈段气管位于颈部正中，上接环状软骨，下至胸骨上窝，前覆有皮肤和筋膜，两侧胸骨舌骨肌及胸骨甲状肌的内缘在颈中线衔接，形成白色筋膜线。颈段气管共7~8个气管环，甲状腺峡部一般位于第2~4气管环。无名动脉、静脉位于7~8气管环前壁。气管后壁无软骨，与气管前壁相贴。一般在第2~4气管环处切开气管，避免切开第1环，以免损伤环状软骨而导致喉狭窄，亦不能低于第5环，以防发生大出血。

【适应证】

(1) 喉阻塞

任何原因引起的Ⅲ~Ⅳ度喉阻塞，尤其是病因不能很快解除时。

(2) 下呼吸道阻塞

如昏迷、脑病变、神经麻痹、呼吸道烧伤等引起喉肌麻痹，咳嗽反射消失，以致下呼吸道分泌物潴留，或呕吐物进入气管不能咳出而引起呼吸困难。

(3) 呼吸功能不全

需长期机械通气者。

(4) 预防性气管切开

颈部外伤、头颈部大手术，为防止血液流入下呼吸道，减少感染，保持呼吸道通畅。

【术前护理】

(1) 严密观察患者呼吸困难及喉阻塞的程度，床旁备好氧气、吸引器、吸痰管、床头灯、气管切开包、适当型号的气管套管、抢救用品等，如病情加剧，紧急情况下及时与医生联系行床旁气管切开术。

（2）向患者说明手术的目的和必要性，术中可能出现的不适感以及如何配合，术后康复过程中需要注意的事项，解除患者和家属的紧张和恐惧。

（3）术前如病情许可需完善实验室常规检查，如血常规、尿常规、出凝血时间，必要时做好心电图、胸片等检查。喉阻塞患者如需做必要的特殊检查如胸片、CT时，应有医务人员陪同。告知患者不可随意离开病房，以防发生意外。

（4）术前应禁食、禁水。

（5）如果时间允许，应为患者更换宽松的病号服。如果情况紧急，必须争分夺秒，立即行气管切开。

【术后护理】

（1）维持呼吸道通畅

室内保持适宜的温度和湿度，温度宜在20～25℃，湿度在60%～70%。气管内分泌物黏稠者可用雾化吸入，一般使用生理盐水加糜蛋白酶或盐酸氨溴索（沐舒坦）。定时通过气管套管滴入湿化液，如0.45%氯化钠液，保持气道湿化。协助患者取平卧或半卧位，鼓励有效地咳嗽、咳痰，必要时吸痰。

（2）保持气管内套管通畅

气管切开后必须时刻保证气管内套管通畅，有分泌物咳出时及时用纱布擦净。成人一般每4～6小时清洗套管内管1次，清洗消毒后立即放回，内套管不宜脱离外套管时间过久，以防外套管被分泌物阻塞。如分泌物较多或小儿气管切开患者，要增加清洗次数，以防分泌物干痂附于管壁内影响呼吸。气管套管的内芯应放在床旁柜抽屉内随手可取之处，以备急用。

（3）预防感染

①每天清洁消毒切口，更换气管垫，注意无菌操作。

②进营养丰富的半流质饮食或软食，增加蛋白质、维生素的摄入，增强机体抵抗力。

③按医嘱使用抗生素。

④密切观察体温变化、切口渗血、渗液情况，气管内分泌物的量及性质。

⑤鼓励患者经常翻身和下床活动，必要时帮助患者翻身拍背，预防肺部感染。

（4）再次发生呼吸困难的处理

气管切开后患者若再次发生呼吸困难，应考虑如下三种原因并做相应处理。①套管内管阻塞：拔出套管内管呼吸即改善，表明内套管阻塞，应予清洁后再放入；②套管外管或下呼吸道阻塞：拔出内套管后呼吸仍无改善者，可滴入湿化液并进行深部吸痰后，呼吸困难即可缓解；③套管脱出：脱管的原因多见于套管缚带太松，或为活结易解开；套管太短或颈部粗肿；气管切口过低；皮下气肿及剧烈咳嗽、挣扎等。如脱管，应立刻通知医生并协助重新插入套管。

（5）预防脱管

①气管外套管系带应打 3 个外科结，松紧以能容纳 1 个手指为宜。

②经常检查系带松紧度和牢固性，告诉患者和家属不得随意解开或更换系带。

③注意调整系带松紧度，患者手术后 1~2 天可能有皮下气肿，待气肿消退后系带会变松，必须重新调整系紧。

④吸痰时动作要轻。

⑤告知患者剧咳时可用手轻轻抵住气管外套管翼部。

⑥气管内套管取放时，注意保护外套管，禁止单手取放，应一手抵住外套管翼部，一手取放内套管。

（6）并发症的观察和护理

气管切开术后常见的并发症包括皮下气肿、纵隔气肿、气胸、出血等，应注意观察患者的呼吸、血压、脉搏、心率以及缺氧症状有无改善，警惕纵隔气肿或气胸发生，并立即报告医生。观察皮下气肿的消退情况，正常情况下 1 周左右可自然吸收。

（7）拔管及护理

喉阻塞及下呼吸道阻塞症状解除，呼吸恢复正常，可考虑拔管。①拔管前先要堵管 24~48 小时，如活动及睡眠时呼吸平稳，方可拔管。如堵管过程中患者出现呼吸困难，应立即拔除塞子。②拔管后不需缝合，用蝶形胶布拉拢创缘，数天后即可自愈。拔管后 1~2 天内仍需严密观察呼吸，叮嘱患者不要随意离开病房，并备好床旁紧急气管切开用品，以便患者再次发生呼吸困难时紧急使用。

【健康教育】

（1）对住院期间未能拔管而带着套管出院的患者，应教会患者或家属自我护理

①消毒内套管、更换气管垫的方法。

②室内温湿度的调节和湿化气道的方法。

③洗澡时防止水溅入气管，不得进行水上运动。

④外出时注意遮盖套管口，防止异物吸入。

⑤定期门诊随访，如发生气管外套管脱出或再次呼吸不畅，应立即到医院就诊。

（2）更换气管垫的方法

①患者取坐位或卧位，取下污染的气管垫，必要时吸痰。

②用酒精棉球擦拭切口周围渗血及痰液。

③将清洁气管垫（两侧均附有系带）置于气管外套管翼下，带子交叉系于颈后或颈侧，打活结。

④注意消毒切口或放入清洁气管垫时，动作幅度不要过大，以免将气管套管拉出，引起危险。带子打结勿太紧或太松，以能伸进一手指为宜。注意手术完成后，外套管带子系于颈后或颈侧，一定要打死结，以防带子松开套管脱落引起窒息，在更换气管垫时外套管的带子是不能解开的。

第七章 气管、支气管及食管异物患者的护理

第一节 气管、支气管异物患者的护理

气管、支气管异物可分为内源性和外源性两类。前者为呼吸道内的假膜、干痂、血凝块、干酪样物等，后者为外界物质误入气管、支气管，如植物性、动物性、矿物性和化学和成品等。临床上气管、支气管异物以外源性异物多见，多发生于 5 岁以下儿童，3 岁以下最多。老年人咽反射迟钝，也易产生误吸。偶见于成人。气管、支气管异物是耳鼻喉科常见急症之一，如治疗不及时可发生窒息及心肺并发症而危及患者生命。

【临床表现】

（1）症状

异物经过声门进入气管时，均有憋气和剧烈咳嗽，有时异物可被侥幸咳出。若异物嵌顿于声门，可发生极度呼吸困难，甚至窒息死亡。当异物停留于大小相应的气管或支气管内，此时无症状或只有轻微症状。异物局部刺激和继发性炎症或堵塞支气管时，可出现咳嗽、肺不张或肺气肿的症状。

①肺气肿：异物较小、局部黏膜肿胀较轻时，异物呈呼气瓣状阻塞，吸气时支气管扩张，空气尚能经异物周围间隙吸入；呼气时支气管收缩，管腔变窄将异物卡紧，空气排出受阻，致远端肺叶出现阻塞性肺气肿，严重者肺泡破裂而形成气胸与纵隔气肿等。

②肺不张：异物较大或局部黏膜肿胀明显时，使支气管完全阻塞，空气吸入受阻，远端肺叶内空气逐渐被吸收，而发生阻塞性肺不张。病程若持续过久，远段肺叶因引流受阻，可并发支气管肺炎或肺脓疡等。

（2）体征

气管异物未固定时，可随呼吸和咳嗽在气管内上下跳动，于颈下段或胸骨上段正中位置听到“拍击音”。支气管异物因异物相对固定，听诊时一侧呼吸音减弱或消失。合并感染者，肺部听诊可闻及干湿性啰音。呼吸困难明显者，可出现“四凹征”，即胸骨上窝凹陷、锁骨上窝凹陷、肋间隙凹陷及剑突下凹陷。

（3）并发症

轻者有支气管炎和肺炎，重者可有肺脓肿和脓胸等。并发出血、气管-食管瘘。

【辅助检查】

（1）X 线检查

不透光的金属异物在正位及侧位 X 线透视或摄片下可直接诊断。对透光异物则可根据其阻塞程度不同而产生肺气肿或肺不张等间接证据而诊断。胸部透视可直接观察纵隔摆动的情况。但除了金属异物外，多数异物不能直接在 X 线平片中显示其具体位置。

①阻塞性肺气肿：胸部 X 线透视时，可发现患侧肺部透亮度明显增加，横膈下降，活动度受限，呼气时支气管变窄，空气不能排出，患侧肺内压大于健侧，心脏及纵隔被推向健侧；吸气时健侧肺内压力增加，心脏及纵隔又移向患侧，从而出现纵隔摆动现象。此为重要的 X 线体征，正确诊断率可达 90%。

②阻塞性肺不张：X 线透视时，患侧肺野阴影较深，横膈上抬，心脏及纵隔移向患侧，呼吸时保持不变。

（2）CT 检查

有助于确定有无异物及其部位。

（3）支气管镜检查

如不能确诊者，行气管镜检查，具有诊断、鉴别诊断及治疗作用。多能直接发现管腔内异物。

【治疗原则】

气管、支气管异物有危及生命的可能，异物取出是唯一的治疗方法。

因此应及时诊断，尽早行异物取出术，以保持呼吸道通畅。

（1）经直接喉镜异物取出术

适用于气管内活动的异物。成人可用黏膜表面麻醉，婴幼儿则无需麻醉或全麻下进行。用直接喉镜挑起会厌，暴露声门，将鳄口式喉异物钳钳口闭合，横径与声门裂平行，置于声门上，待吸气声门开放时，伸入声门下区，扭转钳口 90°，使钳口上下张开，待呼气或咳嗽时，异物随气流上冲的瞬间，夹住异物取出。

（2）经支气管镜异物取出术

直接喉镜下不能取出的气管异物及绝大多数支气管异物需经支气管镜取出异物，最好在全身麻醉下进行。

（3）纤维支气管镜或电子支气管镜异物取出术

位于支气管深部小的金属异物，可在纤维支气管镜或电子支气管镜下钳取。

（4）开胸异物取出术

支气管镜下确实难以取出的较大并嵌顿的支气管异物，必要时需行开胸术取出。

【护理评估】

（1）健康史

了解婴幼儿患者有无进食坚果类或果冻等食物，有无将玩具等放入口中或鼻腔；成人有无异物吸入，引起剧烈呛咳等病史。评估患者有无呼吸困难、面色发绀等症状。仔细询问发病过程、时间、异物的种类、大小，有无院外处理等。

（2）身体状况

1）气管、支气管异物的临床表现可分为四期

①异物进入期：异物经喉进入气管时，立即引起剧烈呛咳、憋气，面色潮红；如异物嵌顿于声门，可致窒息。

②安静期：异物进入气管或支气管后即停留于内，可无症状或只有轻微咳嗽、轻度呼吸困难及喘鸣。

③刺激与炎症期：异物刺激呼吸道黏膜诱发炎症反应，可引起咳嗽、痰多等症状。

④并发症期：有支气管炎、肺炎和肺脓肿等，临床表现为发热、咳嗽、咳脓痰、呼吸困难等。

2）气管和支气管异物的临床表现

①气管异物的表现特点：气流经异物阻塞处可产生喘鸣音。气管内活动性异物，可引起阵发性咳嗽，并在咳嗽及呼气末期，异物随气流向上撞击声门下时产生拍击声，置听诊器于气管前可听到拍击声，同时可触到撞击感。

②支气管异物的表现特点：异物进入支气管后，咳嗽减轻。但若为植物性异物，支气管炎症多较明显，常有发热、咳嗽、多痰、喘鸣等症状。呼吸困难程度与异物阻塞部位及大小有关；两侧支气管均有异物时，呼吸困难多较严重。胸部叩诊时患侧呈过清音或浊音，肺部听诊时患侧呼吸音减低或消失。

（3）心理-社会状况

患者（或患儿）可因剧烈咳嗽、明显的窒息感而产生极度紧张情绪和恐惧感，家属的担心和焦虑也较为突出。因此，应了解患者的年龄、受教育程度、职业等，通过与患者的交流，评估其对本病的认知程度和心理状态。

【护理诊断】

（1）有窒息的危险

与异物阻塞有关。

（2）有感染的危险

与异物滞留时间久可继发感染有关。

（3）清理呼吸道无效

与异物阻塞气管、支气管有关。

（4）恐惧

与呼吸不畅及担心疾病预后有关。

（5）潜在并发症

肺炎、肺不张、肺气肿、气胸、心力衰竭、破伤风等。

（6）知识缺乏

缺乏气管、支气管异物的相关知识。

【护理措施】

（1）一般护理

①术前保持安静，协助患者取卧位或半坐卧位，嘱其卧床休息，减少活动量，避免异物移位发生窒息。通知患者禁食禁水。若患者无明显呼吸困难，但伴有高热、体质虚弱者，宜先行抗感染补液支持疗法，密切观察有无突发呼吸困难的征象，略待体温下降，一般情况好转后再行异物取出术。

②术前了解异物的种类、大小、形状及部位，做好气管、支气管异物取出术的术前准备，备好抢救物品、氧气及急救药品等。

③内镜检查取出异物后，患者需在4小时之后方可进食。嘱患者进温凉的半流质，如面条、片汤、稀粥等。禁止吃过热、粗糙、坚硬、辛辣和酸性食物。

（2）治疗配合

①术前若患者已有气胸、纵隔气肿等并发症时，应首先治疗气胸或纵隔气肿，待积气消失或明显缓解后再行异物取出术；伴有心力衰竭时，应给予强心剂治疗。

②术前给予患者吸氧、镇咳等药物，但不能使用抑制呼吸的药物。

③告知患者及其家属在配合治疗和护理方面的注意事项和要求，积极取得配合。

④对于病情危重，呼吸极度困难者，可先行气管切开术，以免发生窒息。

⑤遵医嘱给予抗生素和糖皮质激素治疗，控制感染，预防喉水肿。如出现并发症应进行相应治疗和护理。

（3）病情观察

①术前、术后观察患者的生命体征，特别注意呼吸情况变化，如呼吸困难突然加重，应及时报告医师。

②术前应观察有无早期的感染征象，如发热、咳嗽频繁且多痰，听诊闻及两肺呼吸音不均等或有实性啰音。

③异物取出术后应密切观察患者的心率、呼吸、脉搏和血压。对于全麻清醒前的患者应注意吸痰的护理，如翻身拍背、体位引流等有利于痰液排出，防止发生并发症。

④若异物取出后呼吸改善不明显，很有可能发生喉水肿。应立即通知医师，配合抢救。

（4）心理护理

耐心向患者讲解术前、术后可能出现的不适及相应的注意事项，使患者及家属有充分的心理准备，解除顾虑。

【健康教育】

（1）教育小儿不要将玩具含于口中玩耍，若发现后应婉言劝说，让其自觉吐出，切忌恐吓或用手指强行挖取，以免引起哭闹而误吸入气道。

（2）指导家长及保育人员管理好食物及玩具，避免给3~5岁以下婴幼儿吃花生、瓜子、豆类等坚果类食物或吸食果冻等滑润食物。

（3）小儿进食时不可哭闹、嬉笑、追逐、打骂或恐吓。

（4）成人要纠正口中含物仰头作业的不良习惯。

（5）重视全麻及昏迷患者的护理，头偏向一侧，活动的义齿应取下，防止呕吐物吸入下呼吸道。

第二节　食管异物患者的护理

食管异物是耳鼻喉科常见急症之一，其异物可发生于任何年龄，多见于老人及儿童。患者因误咽导致异物嵌顿于食管内，部位以食管入口处为最多见，其次为食管中段，发生于下段者少见。食管异物的并发症较多，若处理不当甚至可危及生命。

【临床表现】

（1）症状

①吞咽困难：其程度与异物形状、大小、有无继发感染等有关，严重者饮水也困难。吞咽困难明显时，可伴有流涎、恶心、呕吐等症状。

②吞咽疼痛：疼痛程度因异物形状、大小与性质及有无继发感染等而不同。异物较小或较圆钝时，常仅有梗阻感，疼痛较轻；尖锐异物或棱角异物位于食管入口时，伴有压痛；胸段食管异物则出现胸骨后疼痛，可放射至背部；食管穿孔并发纵隔感染与脓肿时，疼痛加剧，伴有

高热。

③呼吸道症状：异物较大，向前压迫气管后壁，可出现呼吸困难。可发生于小儿，常可引起呛咳。

④发热：引起食管炎、食管周围炎、纵隔炎和颈深部感染等并发症时，患者可有体温升高、全身不适等症状。损伤血管则可有出血、黑便等。

⑤其他：食管异物致食管穿破而引起感染者发生食管周围脓肿或脓胸，则可见胸痛、吐脓，损伤血管则可有出血、黑便等。

（2）体征

食管上段异物多有颈下段或胸骨上窝的压痛。由于食管阻塞，咽部检查可见梨状窝积液。

（3）并发症

①颈部皮下气肿或纵隔气肿：食管穿孔后，吞咽时空气经穿孔外溢，进入颈部皮下组织或纵隔内，处理及时并无明显感染时，可逐渐自行吸收。

②食管周围炎：是食管异物最常见并发症，多发生于尖形、粗糙不规则异物或嵌顿于食管时间较长异物，可发生食管破裂穿孔，致炎症向外扩散引起食管周围炎症。感染较重，形成积脓时，称为食管周围脓肿；化脓性炎症经食管后隙侵及咽后隙，可并发咽后脓肿。

③纵隔炎与脓肿：食管穿孔后，炎症可由此扩散至上纵隔形成纵隔炎与脓肿。胸部食管异物常嵌顿于主动脉弓及支气管分叉部位，一旦发生穿孔最易形成化脓性纵隔炎，是最常见的一种较严重并发症。患者多有高热、脓毒血症等全身中毒表现，X 线平片显示为纵隔明显增宽。炎症继续发展，还可引起胸膜炎、脓胸、血气胸、心包炎、肺坏疽等并发症。

④大血管溃破：食管中段异物嵌顿，未及时取出致食管管壁穿破者，易导致食管周围化脓性感染；病变累及主动脉弓或锁骨下动脉等大血管，可引起致命性大出血。临床表现为大量呕血或便血。

⑤气管-食管瘘及食管狭窄：异物嵌顿压迫食管壁致管壁坏死，累及气管、支气管时，可并发气管-食管瘘。食管异物所引起的局部糜烂与溃疡最易造成食管狭窄。

⑥下呼吸道感染：非尖形异物长期存留于食管内可并发支气管炎、

支气管肺炎、肺不张、支气管扩张及肺脓疡等。

此外，食管异物尚可出现颈椎关节炎与骨髓炎等并发症，甚至可压迫脊髓。

【辅助检查】

（1）X 线检查

对于枣核、鱼刺、肉骨等在 X 线平片上不显影的异物，应做食管钡剂检查，这是诊断食管异物最常用的方法。凡疑有食管穿孔时，禁用钡剂食管造影，改用碘油食管造影。

（2）饮水试验

嘱患者饮水，若面部出现痛苦表情或不敢下咽，则有诊断意义，提示尖形异物嵌于颈部食管。怀疑食管穿孔者不宜采用此法。

（3）颈部检查

在胸锁乳突肌前缘向内侧压迫食管时有刺痛，或移动气管有疼痛，此对尖形刺激性异物有诊断意义。

（4）食管镜检查

可直接发现和取出异物。

（5）纤维食管镜检查

主要用于金属异物或疑有食管穿孔、出血等情况的患者。

【治疗原则】

应尽早行食管镜检查，发现异物及时取出。

（1）取出异物

可经食管镜或直接喉镜、纤维/电子食管镜、Foley 管法取出异物，用以上方法难以取出时，可考虑应用颈侧切开或开胸术。

（2）并发症的治疗

出现严重并发症，如食管周围脓肿或咽后壁脓肿，应行颈侧切开引流。出现食管穿孔者，请胸外科协助处理。

【护理评估】

（1）健康史

仔细询问患者或家属有无直接或间接误咽或自服异物史，异物的种类、大小及形状，了解发病经过、有无呛咳、咯血及便血等症状，有无院外处理等。

（2）身体状况

①吞咽困难：异物停留于食管，导致机械性阻塞而影响吞咽。小的异物梗阻尚可进流质饮食，异物较大或合并感染时，可完全堵塞不能进食。小儿患者常有流涎症状。

②吞咽疼痛：异物较小或较圆钝时，常仅有梗阻感。尖锐、棱角异物或有继发感染时，疼痛明显。胸段食管异物常引起胸骨后或背部疼痛。食管上段异物常引起颈根部或胸骨上窝处疼痛。

③呼吸困难：异物较大压迫气管后壁时，或异物位置较高未完全进入食管内，外露部分压迫喉部时，均可出现呼吸困难甚至窒息。

（3）心理-社会状况

患者可因疼痛、食管梗阻感及呼吸困难等症状而紧张焦虑。因此，应了解患者的年龄、受教育程度、职业以及饮食习惯、进食方式等，通过与患者的交流，评估其对本病的认知程度和心理状态。

【护理诊断】

（1）急性疼痛：吞咽疼痛

与异物刺激局部黏膜有关。

（2）有感染的危险

与异物停留时间久，引起继发感染有关。

（3）恐惧

与吞咽困难、疼痛及担心疾病的预后有关。

（4）潜在并发症

颈部皮下气肿或纵隔气肿、食管周围炎、纵隔炎与脓肿、大血管破溃、气管食管瘘及食管狭窄、下呼吸道感染等。

（5）知识缺乏

缺乏食管异物的防治知识。

【护理措施】

（1）术前护理

①异物确诊后应嘱患者立即卧床休息，禁饮禁食。如为尖锐带钩异物则应绝对卧床，防止异物活动刺伤主动脉引起严重并发症。

②心理护理：评估患者恐惧程度，耐心讲解有关的治疗方法及预后，细心安慰，解除患者紧张情绪。

③协助做好辅助检查：如急查血常规、出凝血时间、心电图、胸片、食管钡剂检查等。

④观察患者一般情况，有脱水发热，应遵医嘱给予补液和应用抗生素。

（2）术后护理

①饮食：异物完整取出且无明显黏膜损伤者清醒后 3 小时可给予流质或半流质饮食，2~3 天后改为普通饮食。对异物停留时间较长（>24 小时），疑有食管黏膜损伤者，应至少禁饮食 1~2 天，予静脉补液及全身支持治疗。怀疑穿孔者，遵医嘱预防性使用抗生素，鼻饲流质饮食，8~10 天后症状消失，穿孔愈合后方可进食流质。

②遵医嘱使用抗生素并注意观察药物疗效。

③严密观察生命体征，若出现高热、呼吸困难、皮下气肿、局部疼痛加重、吞咽时呛咳及大量呕血或便血等情况，应及时通知医生。

④若并发食管穿孔，则应胃管鼻饲流质饮食，维持水、电解质平衡。

⑤若异物入胃，应向患者解释大多可排出，以解除其思想顾虑，并注意观察异物排出情况。

【健康教育】

（1）对患者及家属进行有关预防食管异物发生的健康教育，进食时应专心、要细嚼慢咽，不宜过于匆忙，以防误咽。

（2）带有活动义齿或牙齿松动的老人或儿童不要进食黏性强的食物，义齿有损坏时及时修整。睡前、全麻或昏迷的患者，应及时取下活动的义齿。

（3）纠正儿童将硬币及玩具等放入口内玩耍的不良习惯，以免不慎误咽。

(4) 告知患者误咽异物后应立即就医，切忌自行吞咽饭团、馒头、韭菜等食物，以免加重损伤，增加手术难度，甚至出现严重并发症。

(5) 术后 1 周内勿食过热食物，忌烟酒及刺激性食物。

(6) 出院后 1 个月或遵医嘱到医院复查。

参 考 文 献

[1] 卢爱工，张敏. 眼耳鼻咽喉口腔科护理学［M］. 第2版. 北京：第四军医大学出版社，2012.

[2] 韩杰. 眼耳鼻喉科护理技能实训［M］. 北京：科学出版社，2014.

[3] 熊大经. 今日中医耳鼻喉科［M］. 北京：人民卫生出版社，2011.

[4] 陈小宁，严道南. 百岁名医干祖望耳鼻喉科临证精粹. 北京：人民卫生出版社，2014.

[5] 肖跃群. 眼耳鼻咽喉口腔科护理［M］. 第2版. 北京：人民卫生出版社，2014.

[6] 张淑芬，王学青. 实用临床护理操作规程——耳鼻咽喉科护理操作［M］. 南京：东南大学出版社，2012.

[7] 程红缨. 眼耳鼻咽喉和口腔科护理技术［M］. 北京：人民卫生出版社，2011.

[8] 马晓衡. 眼耳鼻咽喉口腔科护理学［M］. 北京：中国医药科技出版社，2014.

[9] 孔维佳. 耳鼻咽喉头颈外科学［M］. 第2版. 北京：人民卫生出版社，2010.